Die Qualität des Weins hängt auch von Klima, Erntezeit und Rebsorte ab.

Vorwort

In früheren Zeiten griffen Ärzte häufiger nach Weinkrug oder Korkenzieher als nach Spritze und Skalpell. 400 v. Chr. nutzte der griechische Arzt Hippokrates, Vater der modernen Medizin, den Wein als Kräftigungsmittel, setzte ihn gegen Ischiasbeschwerden ein und heilte mit ihm Wunden und Darmerkrankungen.

Bis ins 19. Jahrhundert hinein gab es eine regelrechte Weinmedizin. Ein gut sortierter Weinkeller war wichtiger als der Arzneischrank. Doch diese Erkenntnis ist längst Geschichte.

»Wein ist unter den Getränken das nützlichste, unter den Arzneien die schmackhafteste, unter den Nahrungsmitteln das angenehmste.« Plutarch, griechischer Philosoph, um 100 n. Chr.

Das französische Paradoxon

Nur in Frankreich wurde bis heute Nennenswertes von diesem uralten Wissen in Ärzteschaft und Bevölkerung bewahrt. Überall sonst galt Wein vor allem als gesundheitliche Gefahr. Der nahezu ausschließliche Blick auf die zerstörerischen Wirkungen übermäßigen Alkoholgenusses ließ keinen Raum mehr für die alte Paracelsus-Weisheit: Es ist alles eine Frage der Dosis. Erst durch die Entdeckung des »französischen Paradoxons« hat sich diese Sichtweise geändert. Gemeint ist: Obwohl die Franzosen gern und oft Pasteten, gestopfte Gänseleber, Butter, Fett und Sahne essen, erkranken sie weniger häufig an Dickdarmkrebs und erleiden seltener einen Herzinfarkt als etwa die Amerikaner. Und das, obwohl für viele Franzosen Sport ein Fremdwort ist, in den USA dagegen Jogging, Salat und Vitamine so hoch im Kurs stehen wie in keinem anderen Land.

Der Weinkonsum macht's

Wein ist viel mehr als ein alkoholisches Getränk. Zahlreiche wissenschaftliche Studien haben bestätigt: Wein in Maßen dient der Gesundheit. Aus dem amerikanischen Gesundheitsministerium verlautete, »dass der moderate Konsum von Wein zu den Mahlzeiten Vorteile für die Gesundheit bringt.« Es habe eine »signifikante Fehleinschätzung« vorgelegen, als man in der Vergangenheit dagegen argumentierte. Heute gilt es sogar als erwiesen, dass der völlige Verzicht auf Wein ein Gesundheitsrisiko darstellt. Totale Abstinenzler haben eine geringere Lebenserwartung und werden häufiger krank als mäßige Trinker. Damit stützt unsere moderne Wissenschaft die frühen Erkenntnisse des Hippokrates und des Apostels Paulus. Dieser schrieb an Timotheus: »Trinke nicht mehr Wasser, sondern brauche ein wenig Wein, um deines Magens willen und weil du oft krank bist.«

Ein uraltes Heilmittel – neu entdeckt

Dieser Ratgeber zeigt ausführlich, wie man Wein medizinisch anwendet. Sie erfahren alles über Sorten, Wirkungen und Inhaltsstoffe. Es wird erklärt, auf welche Weise Wein gegen die Alzheimerkrankheit, Osteoporose und Herzinfarkt wirkt, wie er die Leber stärkt, Nierensteinen vorbeugt und Verdauungsprobleme mildert, gegen Erkältungen hilft und Ihren Teint auffrischt.

Auch die Gefahren bei Überdosierung werden natürlich nicht verschwiegen. Vor allem aber werden Sie den Wein neu entdecken – nicht als Rauschmittel, sondern als Heilmittel: als angenehme und äußerst wohlschmeckende Medizin.

»Es gibt mehr alte Weintrinker als alte Ärzte.«
Volksweisheit aus Franken

So viel Wein trinkt Europa	
Land	**Jährlicher Pro-Kopf-Verbrauch**
Frankreich	64,5 Liter
Italien	60,3 Liter
Luxemburg	59,7 Liter
Portugal	55,0 Liter
Schweiz	44,4 Liter
Spanien	39,1 Liter
Österreich	33,1 Liter
Deutschland	22,0 Liter

Kultur und Heilkraft des Weins

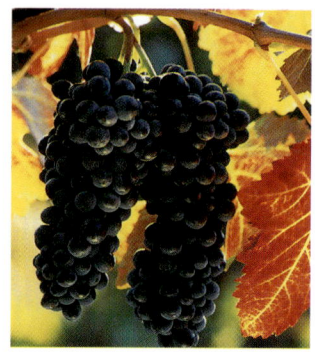

Qualität und Geschmack des Weins hängen von Klima, Erntezeit und Rebsorte ab.

Wilde Weinreben gedeihen vom Vorderen Orient bis weit hinauf nach Mitteleuropa. Sie wachsen in Afrika, Amerika, Australien und sogar im südlichen Teil Sibiriens. Wann der Mensch mit der Veredelung des Weinstocks begann, liegt tief im Dunkel der Geschichte. In der Nähe von Damaskus wurde eine Weinpresse gefunden, die über 6000 Jahre alt ist. Ägyptische Fresken zeigen Details einer vor etwa 3500 Jahren zelebrierten Weinkultur. Wein wurde in vielen frühen Kulturen als Symbol der Lebenskraft angesehen. In Mesopotamien waren die Schriftzeichen für Wein und für Leben identisch.

Von der Rebe zum Wein

»In vielen Fällen braucht der Mensch den Wein. Er stärkt den schwachen Magen, erfrischt die ermatteten Kräfte, heilt Wunden an Leib und Seele, verscheucht Trübsal und Traurigkeit, verjagt die Müdigkeit der Seele, bringt Freude und entfacht unter Freunden die Lust am Gespräch.« Augustinus, Kirchenlehrer (354–430)

Der Weinbau wurde in unseren Breiten erst durch die Römer heimisch. So wird seit dem 1. Jahrhundert Wein bei uns im Prinzip auf die gleiche Weise erzeugt: Der Saft frischer Weintrauben wird in Fässer gefüllt. Hefe, die ganz natürlich auf den Schalen der Trauben vorkommt, setzt die Gärung in Gang. Es entsteht Äthylalkohol. Aus den Schalen lösen sich außerdem die wertvollen Phenole, wie sie unter allen Getränken nur der Wein enthält.

Weinerzeugung

Bei der Weißweinherstellung werden die Trauben sofort nach der Ernte ausgepresst. Beim Rotwein lässt man die gequetschten Trauben einige Zeit in der Maische liegen, damit sich der rote Farbstoff lösen und in den Saft übergehen kann.

Beim natürlich vergorenen Wein wird nahezu der gesamte Zucker, der in den Trauben enthalten ist, in Alkohol umgewandelt.

Lagerung und Trinkalter

Nach Klärung und Fasslagerung – heute haben vielerorts temperatur-gesteuerte Edelstahltanks die großen Holzfässer abgelöst – wird der Wein in Flaschen abgefüllt. Nach zwei bis vier Jahren haben einfachere Weiß- und Rotweine ihr ideales Trinkalter erreicht, Spätlesen, Auslesen und hochwertige Rotweine erst nach vier Jahren und länger.

Die richtige Trinktemperatur

Weißweine sollten zwischen 8 und 11 °C kühl sein. Rotwein kann je nach Qualität auch wärmer getrunken werden. Für einfache Weine gelten 10 bis 12 °C, qualitativ hochwertige Weine dürfen Zimmertemperatur haben. Für Kranke ist auch das Anwärmen des Weins ohne weiteres zu empfehlen.

Was so alles im Wein steckt

Ein Liter Wein enthält im Durchschnitt 850 Gramm Wasser, manchmal etwas Restzucker, 60 bis 100 Gramm Äthylalkohol, etwas Glyzerin, Säuren, Gerbstoffe (Rotwein), Vitamine, Polyphenole und Flavonoide. In einem Liter Weißwein sind außerdem 20 bis 130 Milligramm Methylalkohol enthalten, im Rotwein 50 bis 250 Milligramm. Diese an sich giftige Substanz wird im Wein durch den Äthylalkohol neutralisiert.

»Je älter ein Mensch an Jahren ist, desto nützlicher ist der Wein für ihn. Von allen Menschen am nötigsten haben ihn die Greise.« Maimonides, jüdischer Philosoph und Arzt (1135–1204)

Wohlgeschmack und Heilkraft

Wenn wir uns ein Glas Wein einschenken und die aromatische Flüssigkeit gelb oder grünlich, weiß, rot oder rosé im Glas schimmert, ahnen wir kaum, dass sie etwa 1000 Bestandteile enthält. Manche Inhaltsstoffe kommen nur in Spuren vor, andere in hochwirksamen Anteilen. Neben dem Wohlgeschmack und dem Duft (Bukett), die wir mit Gaumen und Nase sofort wahrnehmen, ist es der Alkohol, dessen Wirkung wir direkt verspüren.

Mit seinem Gemälde »Sommernacht am Rhein« zeigt Christian Eduard Böttcher, wie eng Wein, Wohlbefinden und Geselligkeit miteinander verbunden sind.

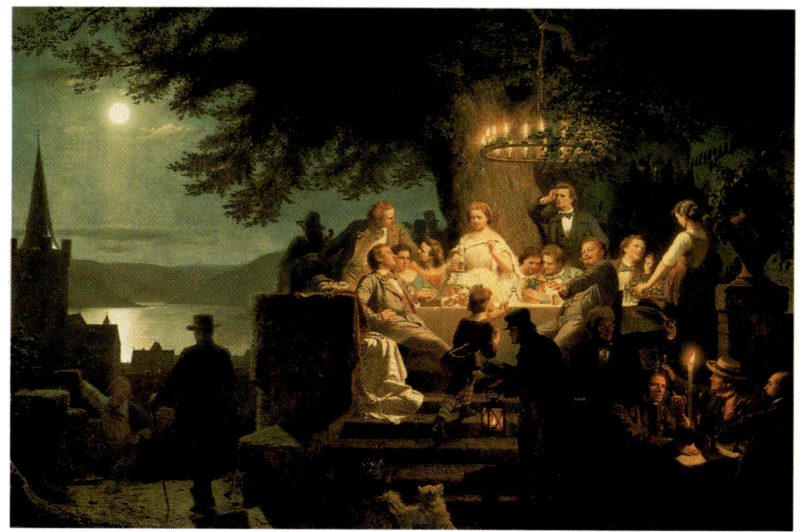

Die Wirkung des Alkohols

Alkohol gelangt sehr rasch, teilweise schon über die Schleimhäute im Mund, in die Blutbahn. Im Magen und vor allem im Darm wird der größte Teil resorbiert. Schon nach wenigen Minuten sind die Wirkungen im Gehirn und im zentralen Nervensystem spürbar.

Auch kleine Alkoholmengen wirken rasch auf unsere Körperorgane. Die Atmung, das Herz-Kreislauf-System, der Stoffwechsel, Nieren, Leber, Blase, Haut, Muskeln, Augen, Lippen – es gibt eigentlich keinen Bereich, auf den der Alkohol keine Auswirkung hätte. Erfreulicherweise sind diese Wirkungen bei mäßigem Genuss ausgesprochen positiv, wie die großen Studien vor allem der letzten Jahre gezeigt haben.

»In keiner Gegend Deutschlands haben die Apotheken einen so niederen Preis als in den reichen Städten des Rheins; denn der Wein gilt dort als die Universalarznei für Gesunde und Kranke, als die Milch für die Greise.« Justus von Liebig, Chemiker (1803–1873)

Alkohol in Maßen genossen

▶ **Für die Verdauung** Speichel und Enzyme (Fermente) werden vermehrt gebildet. Dadurch wird der Appetit angeregt, die Verdauungsorgane werden stärker durchblutet. Die Zerlegung der Speisen und die Resorption der Nährstoffe erfolgen rascher. Die Verdauung wird insgesamt verbessert.

▶ **Für die Atmung** Die Gefäße in den Atemorganen werden erweitert. Das Volumen der Atemzüge wird erhöht.

▶ **Im Herz-Kreislauf-System** Die Gefäße erweitern sich, der koronare Blutfluss steigt an. Die Gefahr der Blutverklumpung wird verringert, der Blutdruck im Allgemeinen positiv beeinflusst.

▶ **In den Muskeln** Auch hier werden die Blutgefäße erweitert, die Muskelleistung erhöht sich.

▶ **Auf der Haut** Eine stärkere Durchblutung erhöht die Widerstandskraft der Hautzellen, vermittelt ein Wärmegefühl und lässt den Teint blühend aussehen.

▶ **Im Sexualbereich** Die Geschlechtsdrüsen werden angeregt, die Hemmung nimmt ab.

▶ **In Nieren, Blase und Leber** Eine gesteigerte Durchblutung führt zu erhöhter Ausscheidungs- und Entgiftungsleistung dieser Organe.

▶ **Im Gehirn** Hier wird dem Abbau von Gehirnfunktionen vorgebeugt. Die Sauerstoffversorgung nimmt deutlich zu – und damit die Leistungsfähigkeit des Denkapparats.

Die Bedeutung der Polyphenole

Neben dem Alkohol sind es vor allem die Polyphenole (aromatische Verbindungen aus den Farbstoffen der Trauben), denen der Wein seine hervorragende medizinische Wirkung verdankt. Diese Verbindungen (es sind rund 4000 davon bekannt) kommen in allen Obst- und Gemüsearten vor. Beim Wein stammen sie aus Schalen, Kernen und Stielen der Trauben. Die Polyphenole sind das Immunsystem des Weinstocks. Sie können z. B. Pilze und auch Parasiten abwehren. Wenn die Trauben beschädigt sind, sorgen die Polyphenole für einen schnellen Schutz. Warum aber sind Obst-, Gemüse- und Traubensäfte weniger wirksam als Wein? In der Saftgewinnung werden die Außenhäute und die Kerne entfernt. Auf diese Weise gelangen geringere und auch instabilere Mengen Polyphenole in den Saft. Im Wein dagegen werden sie vom Alkohol konserviert. Außerdem fördert der Alkohol im Wein die Aufnahme der wertvollen Polyphenole in den menschlichen Darmbereich.

Mit dem Wein gelangen wichtige Mikronährstoffe in den Körper, so z. B. Vitamin C, verschiedene B-Vitamine wie Niazin, Pantothensäure und Vitamin B6, außerdem die Mineralien und Spurenelemente Kalium, Magnesium, Eisen, Kupfer und Mangan. Schon ein viertel Liter Weißwein kann älteren Menschen diese wichtigen Stoffe liefern, die sie mit der Nahrung oft nicht mehr ausreichend aufnehmen.

Phenolverbindungen können bei der Reifung der Weine chemisch reagieren. Auf diese Weise bestimmen sie Farbe, Geruch und Geschmack der jeweiligen Weinsorte.

Polyphenole als Antioxidanzien

Die überragende Bedeutung der Polyphenole resultiert aus ihrer Wirkung als Antioxidanzien. Sie verhindern die unerwünschten und gefährlichen Sauerstoffreaktionen in den Körperzellen, die für eine Reihe von Erkrankungen verantwortlich sind. Durch solche Sauerstoffreaktionen entsteht nämlich das, was wir freie Radikale nennen – Moleküle in den Zellen, die durch die Reaktion ein Elektron verloren haben. Sie sind bestrebt, sich anderswo das Fehlende zu holen und lösen damit wahre Kettenreaktionen aus. Am Ende ist die Zellstruktur zerstört.

Mundbakterien verursachen Zahnschäden. Beim Zersetzen der Kohlenhydrate aus Speiseresten scheiden die Bakterien aggressive Säuren aus, die den Zahnschmelz zerstören. Die Folge: Karies. Weintrinker haben ein wirksames Schutzmittel dagegen, denn der Wein aktiviert den Speichelfluss.

Ursache und Entstehung freier Radikale

Die moderne Medizinwissenschaft geht heute davon aus, dass solche von freien Radikalen ausgelösten Kettenreaktionen für die Entstehung von Krebs- und schweren Herzerkrankungen verantwortlich sind. Sie sollen außerdem schuld sein an der vorzeitigen Alterung der Körpersysteme. Für die Entstehung dieser freien Radikale werden eine ganze Reihe von Umweltgiften sowie Infektionserkrankungen, Zigarettenrauch und radioaktive Bestrahlungen verantwortlich gemacht.

Vitamine schützen die Zellstruktur

Seit diese Zusammenhänge bekannt sind, haben Antioxidanzien in der Medizin einen wahren Siegeszug angetreten. Als Antioxidanzien wirken vor allem die Vitamine E, C und Beta-Karotin sowie das Element Selen. Der Wein enthält im Vergleich zu Obst, Gemüse und Säften eine viel größere Menge an Phenolen – also an Antioxidanzien. Es sind dies vor allem Resveratrol, Querzetin, Catechin und Epicatechin. Wein wird so zum idealen Antioxidationsmittel. Das ist eines der Geheimnisse seiner enormen Gesundheitswirkung.

Die ruhmreichen Vier gegen freie Radikale

▶ **Resveratrol** ist das natürliche Mittel des Weins gegen Pilzbefall. Je kühler und feuchter das Gebiet, aus dem der Wein kommt, desto höher der Resveratrolgehalt (denn umso größer ist die Gefahr des Pilzbefalls für den Weinstock). In deutschen Weinen ist deshalb der Anteil an Resveratrol höher als in südländischen Weinen. Resveratrol ist das wirksamste aller Polyphenole, das bisher entdeckt wurde. Es ist sowohl in Weiß- als auch in Rotwein enthalten – in Rotwein meist in höherer Konzentration. Resveratrol ist die Substanz im Wein, von der ein Großteil der seit Jahrhunderten bekannten therapeutischen Wirkungen des Rebensafts ausgeht. Heute wissen wir außerdem: Resveratrol senkt das negative LDL-Cholesterin im Blut und erhöht das positiv wirkende HDL-Cholesterin. Resveratrol im Wein hemmt die gefährliche Oxidation des LDL-Cholesterins, verringert die Verklumpungsgefahr bei den Blutplättchen und schützt vor Entzündungen der Innenwände der Arterien.

▶ **Querzetin** ist ein Polyphenol, das ebenfalls antioxidativ wirkt und damit vor den freien Radikalen schützt. Man findet Querzetin in den meisten Früchten und Gemüsen, besonders reichlich beispielsweise in Lauch, Zwiebeln und Knoblauch. Im Wein wandeln die Hefebakterien das Polyphenol Querzetin in eine besonders gut resorbierbare Form um. Es kann damit über die Schleimhäute des Organismus leicht aufgenommen werden. Dass das Querzetin im Wein in einer alkoholischen Lösung vorliegt, nützt diesem Resorptionsvorgang zusätzlich. Damit ist der Genuss von Wein jeder anderen Zuführung von Querzetin überlegen. Das Polyphenol Querzetin wurde als eindeutig Krebs hemmend erkannt. Außerdem fördert es die Fließeigenschaft des Bluts. Im Wein wird diese wertvolle Verbindung über viele Jahre konserviert und stabil gehalten. Querzetin behält in der verschlossenen Flasche seine natürliche Aktivität.

▶ **Epicatechin** wurde in amerikanischen Forschungslabors jahrelang untersucht und experimentell getestet. Es besitzt eine eindeutig Krebs hemmende Wirkung und ist ebenfalls antioxidativ. Im Wein ist es in relativ großen Mengen enthalten.

Gefährliche Krankheitserreger wie Salmonellen und Kolibakterien gehen am Weißwein zugrunde. Das haben US-Forscher zweifelsfrei nachgewiesen. Dabei ist Weißwein effektiver als Rotwein oder gar reiner Alkohol. Weißwein behauptet sich im Gemisch mit Speisen im Magen am wirkungsvollsten. Er entfaltet die stärkste antibakterielle Wirkung im Verdauungstrakt.

▶ **Catechin** kommt im Wein ebenfalls in größeren Mengen vor. Auch dieses Polyphenol wirkt als Antioxidanz und verhindert die Verklumpungsneigung der Blutplättchen.

Ergebnisse wissenschaftlicher Untersuchungen

▶ Im dänischen Zentrum für epidemiologische Wissenschaften wurden zwölf Jahre lang die verschiedenen Zusammenhänge zwischen Weingenuss und Sterblichkeit untersucht. Das verblüffende Ergebnis: Menschen, die niemals Wein trinken, haben eine zu etwa 50 Prozent geringere Lebenserwartung als solche, die regelmäßig drei bis fünf Gläser Wein pro Woche konsumieren.

▶ In den Studien von M. P. Longnecker am Nationalen Krebsinstitut der USA wurde nachgewiesen, dass sich das Risiko eines Rektumkarzinoms (Mastdarmkrebs) bei mäßigem Weingenuss verringert, ebenso das Risiko für Prostatakrebs. Auch die Brustkrebsrate, so Longnecker, sinkt bei mäßigem Weinkonsum.

▶ Der Amerikaner S. Cohen wies in einer Studie nach, dass regelmäßiger Weingenuss das Risiko für Erkältungskrankheiten um bis zu 65 Prozent mindert.

▶ Der britische Wissenschaftler M. Weisse konnte feststellen, dass Weißwein ein ideales Mittel gegen Reisedurchfall ist.

▶ Eine Studie der Weltgesundheitsorganisation WHO besagt, wer regelmäßig Wein trinkt, lebt länger und gesünder.

Abstinenzler erkranken häufiger

Italienische Forscher haben untersucht, wie sich zurückhaltender Weingenuss oder völlige Abstinenz auf bestimmte Krankheiten auswirkt. Dazu haben sie eine Studie an 58 000 Testpersonen, die alle über 25 Jahre alt waren, durchgeführt. Bei 10 von 16 untersuchten Krankheiten hatten völlig abstinent lebende Testpersonen ein erhöhtes Risiko. Sie erkranken demnach häufiger an Diabetes mellitus, Bluthochdruck und Anämien und bekommen viel öfter Probleme an den Herzkranzgefäßen, am Herzen und an den Nieren.

Wer gern Rotwein trinkt, kennt das pelzige Gefühl am Gaumen. Das ist die Wirkung von Tannin, auch als Gerbstoff bezeichnet und charakteristischer Bestandteil aller Rotweine. Tannin stammt aus den Stielen, den Beerenschalen und den Kernen der Trauben.

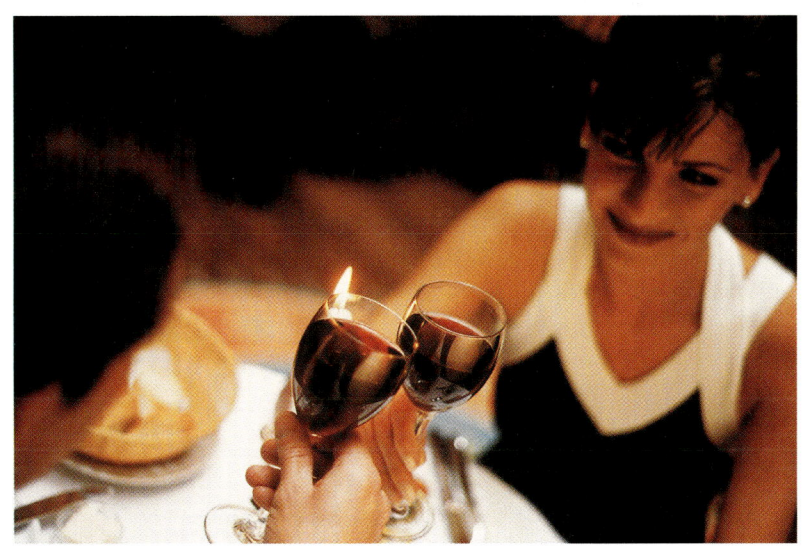

Wie viel Wein darf man trinken?

Die französische Akademie für Medizin hat die tägliche Menge des Alkohols, die ein Mensch ohne Bedenken zu sich nehmen kann, mit einem Gramm pro Kilogramm Körpergewicht angegeben. Das würde für einen 75 Kilogramm schweren Mann schon fast einen Liter Wein mit rund elf Prozent Alkohol bedeuten. Mediziner in den USA und Deutschland empfehlen, 20 Gramm reinen Alkohol bei Frauen und 30 Gramm bei Männern pro Tag nicht zu überschreiten. Das bedeutet bei einem durchschnittlichen Alkoholgehalt von zehn bis elf Prozent etwa zwei Gläser Wein zu 0,1 Liter für Frauen und drei Gläser Wein zu 0,1 Liter für Männer pro Tag.

Maßvoller Weingenuss rundet den Abend ab

Am besten wird der Wein zum Essen vertragen. Der Alkohol wird langsamer ins Blut aufgenommen. Außerdem wirkt der Wein vorteilhaft auf die Verdauung (siehe dazu das Kapitel »Der Wein und die Verdauung«, Seite 60ff.). Da Wein abends besonders gut verträglich ist, eignet er sich hervorragend als Schlummertrunk.

Tanninreiche Rotweine bewirken ein späteres, langsameres Einsetzen der Alkoholwirkung, die jedoch auch länger anhält. Im Übermaß getrunken, können tanninreiche Rotweine die Magenschleimhaut angreifen und dadurch gastritische Beschwerden auslösen.

Das Einmaleins des Weins

Auf dem Etikett ist der Alkoholgehalt in Volumenprozent (Vol.-%) angegeben. Die in Gramm aufgenommene Alkoholmenge errechnet man, indem man die getrunkene Weinmenge mit dem Volumenprozent und das Ergebnis daraus nochmals mit 0,8 multipliziert, dem spezifischen Alkoholgewicht. Beispiel: 1 Liter Wein (1000 Gramm) mit 11 Vol.-% Alkohol enthält 110 Gramm x 0,8 = 88 Gramm.

Berechnung des Blutalkoholgehalts

Um die Promille im Blut zu errechnen, wird beim Mann die aufgenommene Alkoholmenge durch das 0,7fache, bei der Frau durch das 0,6fache des Körpergewichts geteilt.

Wer darf Wein trinken – wer nicht?

▶ Jeder gesunde Erwachsene kann die positiven Wirkungen eines mäßigen Weinkonsums genießen.

▶ Für Kinder ist Alkohol Gift! Die Gehirnzellen reagieren viel empfindlicher als die von Erwachsenen. Das Enzymsystem und der Energiestoffwechsel werden angegriffen. Bei Kindern ist außerdem die Gefahr von Störungen der geistigen Entwicklung durch Alkoholgenuss besonders groß. Auch die kindliche Leber ist noch nicht für den Abbau von Alkohol entwickelt.

▶ Schwangere sollten ebenfalls auf Alkoholkonsum verzichten. Das ungeborene Baby kann schon im Mutterleib geistige und körperliche Schäden davontragen, wenn während der Schwangerschaft Alkohol konsumiert wird. Das gilt auch für die Stillzeit.

▶ Wer an Magen- und an Zwölffingerdarmgeschwüren erkrankt ist, sollte auf Weinkonsum verzichten. Es besteht die Gefahr, dass unter dem Einfluss der Weinsäure das Leiden verschlimmert wird.

▶ Bei einer Entzündung von Bauchspeicheldrüse (Pankreatitis) oder Leber (Hepatitis) ist Wein absolut verboten!

Schon die Soldaten des römischen Feldherrn Cäsar mussten täglich einen Liter Weißwein gegen Krankheitserreger und Seuchen trinken. Und die alten Griechen füllten ihr Trinkwasser zur Desinfizierung zu einem Viertel mit Weißwein auf.

Beispiel einer Promillerechnung

1 Liter Wein mit 11 Volumenprozent Alkohol enthält 88 Gramm reinen Alkohol. Bei einem 70 Kilogramm schweren Mann lautet die Rechnung: 88 geteilt durch das Ergebnis aus 70 x 0,7 = 49. Bei einer gleich schweren Frau: 88 geteilt durch das Ergebnis aus 70 x 0,6 = 42. Ergebnis: Der Mann hat 88 : 49 = 1,795 Promille; die Frau 88 : 42 = 2,095 Promille.

▶ Wer an Hämorrhoiden leidet, verschlimmert seine Beschwerden unter Umständen durch den Genuss von Rotwein. Denn Rotwein hat eine stark gefäßerweiternde Wirkung.

▶ Bei einer Überfunktion der Schilddrüse ist Alkohol, also auch Wein, grundsätzlich verboten. Grund: Die zusätzliche Stimulierung der Drüse durch den Alkohol könnte zu starkem Herzklopfen führen.

▶ Patienten, die an Gicht leiden, sollten weder Sekt noch Rotwein (vor allem keinen schweren Burgunder) trinken. Diese beiden alkoholischen Getränke können schmerzhafte Anfälle auslösen.

▶ Bluthochdruck kann eine Folge von Alkoholmissbrauch sein. Mäßiger Weinkonsum senkt jedoch den Blutdruck ab.

Was ist ein Bordeaux?

Bordeaux ist für viele der Inbegriff von Rotwein, der »Franzose« schlechthin. Doch dazu muss man wissen: Der Bordeaux ist kein sortenreiner Wein. Und da in den folgenden Weinrezepten und Empfehlungen im Allgemeinen von sortenreinen Weinen ausgegangen wird, deren Merkmale wie Säureanteil, Tannin und Alkoholgehalt meist eindeutig und spezifisch sind, wird der Bordeaux nur in Ausnahmefällen genannt.

Bordeaux ist ein Verschnittwein aus bis zu fünf verschiedenen Rebsorten. Vornehmlich wird er aus Cabernet Franc und Cabernet Sauvignon hergestellt. Zugesetzt wird den berühmten Kreszenzen entweder Merlot, Malbec oder Verdot – oder zwei davon bzw. alle drei. Die Rezepte sind geheim. Viele dieser Weine munden erst nach mindestens zehnjähriger Lagerzeit.

Weintrinken ist natürlich nicht das oberste Gebot, um gesund zu bleiben. Sie sollten zunächst möglichst auf Zigaretten verzichten, fette und schwere Speisen meiden und sich viel bewegen. Stehen auf Ihrem Ernährungsplan vor allem frisches Obst, Gemüse und Salate? Erst dann sollten Sie Ihre Mahlzeiten regelmäßig mit einem Glas Wein abrunden.

Die Säure ist Bestandteil des Weins und wird in Promille ausgedrückt. Der Säuregrad ist Voraussetzung für die Alterungsfähigkeit des Weins. Ist die Säure zu gering, schmeckt der Wein dünn.

Weißweine

Sorte	Anbaugebiete	Eigenschaften
Auxerrois	Frankreich, Deutschland	Milder Wein, mittlerer Alkoholgehalt, meist trocken
Bacchus	Deutschland	Fruchtiger Wein, eher geringer Alkoholgehalt, halbtrocken bis trocken
Chardonnay	Frankreich, Deutschland, Italien, Österreich	Eleganter Wein mit teils hohem Alkoholgehalt, trocken
Ehrenfelser	Deutschland	Spritziger Wein mit mittlerem Alkoholgehalt, meist trocken
Grüner Veltliner	Österreich, Ungarn	Fruchtig-würziger Wein mit mittlerem Alkoholgehalt, meist halbtrocken
Gutedel	Deutschland, Schweiz, Österreich	Leichter, milder Wein mit eher geringem Alkoholgehalt, häufig halbtrocken
Kerner	Deutschland	Rieslingähnlicher Wein mit mittlerem Alkoholgehalt, trocken bis lieblich
Morio-Muskat	Deutschland	Kräftiges Muskatbukett, geringer bis mittlerer Alkoholgehalt, meist halbtrocken
Müller-Thurgau	Deutschland, Schweiz, Österreich, Südtirol	Blumig-duftiger Wein mit eher niedrigem Alkoholgehalt, trocken bis lieblich
Muskateller	Italien, Frankreich, Spanien, Portugal	Starkes Bukett, oft hoher Alkoholgehalt, meist süß
Muskat-Ottonel	Deutschland, Elsass, Österreich	Ausgeprägtes Bukett, milder Wein mit mittlerem Alkoholgehalt, meist halbtrocken bis lieblich

Weißweine

Sorte	Anbaugebiete	Eigenschaften
Riesling	Deutschland, Elsass, Österreich, Südtirol	Rassiger, spritziger Wein mit mittlerem Alkoholgehalt, meist trocken bis halbtrocken
Ruländer	Deutschland, Elsass, Österreich, Schweiz	Wuchtiger Wein mit oft hohem Alkoholgehalt, trocken bis süß
Sauvignon	Frankreich, Österreich, Schweiz	Rassiger Wein mit mittlerem Alkoholgehalt, trocken
Scheurebe	Deutschland, Österreich	Wein mit typischem, ausgeprägtem Aroma, mittlerer Alkoholgehalt, trocken bis süß
Sémillon	Frankreich	Vollmundiger, rassiger Wein, oft hoher Alkoholgehalt, trocken bis süß
Silvaner	Deutschland (Franken), Österreich, Südtirol, Schweiz	Blumig-milder, ausdrucksstarker Wein mit meist mittlerem Alkoholgehalt, trocken bis halbtrocken ausgebaut
Traminer	Deutschland, Österreich, Frankreich, Italien	Säurearmer Wein mit würzigem Bukett (Gewürztraminer), oft hoher Alkoholgehalt, trocken bis süß
Weißer Burgunder	Frankreich, Italien, Deutschland, Österreich, Schweiz	Vollmundiger, kräftiger Wein, ähnlich dem Chardonnay, meist mittlerer Alkoholgehalt, trocken bis süß
Zierfandler	Österreich, Ungarn	Feinaromatischer Wein mit mittlerem Alkoholgehalt, trocken

Der Winzer bezeichnet einen Wein als körperreich, den ein voller, runder Weingeschmack auszeichnet. Ein körperreicher Wein hat ausreichenden Alkoholgehalt und deutlich wahrnehmbare Extraktstoffe.

Unter Auslese versteht man die Lese von vollreifen und edelfaulen Trauben und die daraus gewonnenen Weine. Je nach Weinanbaugebiet und Rebsorte muss der Zuckergehalt des Mosts in Deutschland zwischen 83 und 105° Öchsle liegen.

Rotweine

Sorte	Anbaugebiete	Eigenschaften
Cabernet Franc	Frankreich (Bordeaux), Italien	Herber Wein mit mittlerem Alkohol- und Tanningehalt, trocken
Cabernet Sauvignon	Frankreich, Italien	Rassiger Wein mit meist hohem Alkohol- und ausgewogenem Tanningehalt, trocken
Frühburgunder	Deutschland, Frankreich	Sehr süffiger Wein mit mittlerem Alkohol- und geringem Tanningehalt, trocken
Limberger (Lemberger, Blaufränkisch)	Österreich, Württemberg	Anregender Wein mit mittlerem Alkohol- und geringem Tanningehalt, trocken
Merlot	Frankreich, Italien, Schweiz, Ungarn	Harmonischer, warmer Wein mit oft hohem Alkohol- und mittlerem Tanningehalt, trocken
Nebbiolo	Italien	Rassiger, vollmundiger Wein mit oft hohem Alkohol- und hohem Tanningehalt, trocken
Portugieser	Deutschland, Österreich	Leichter, süffiger Wein mit mittlerem Alkoholgehalt und wenig Tannin, trocken
Saint Laurent	Frankreich, Deutschland, Österreich	Gehaltvoller Wein mit feinem Bukett, mittlerem Alkohol- und Tanningehalt, trocken
Spätburgunder	Frankreich, Deutschland, Österreich, Schweiz, Ungarn	Samtiger Wein mit mittlerem Alkoholgehalt und wenig Tannin, trocken bis lieblich
Trollinger (Groß-Vernatsch, Meraner)	Württemberg, Südtirol	Rassig-frischer Wein mit mittlerem Alkohol- und eher geringem Tanningehalt, trocken bis halbtrocken

In den nachfolgenden Weinrezepten sind in erster Linie Namen von Weinen angegeben, deren Wirkung überliefert ist, z. B. Médoc, Cabernet Sauvignon oder Cabernet Franc.

... und der Beaujolais?

Der Beaujolais, um noch einen zweiten berühmten Franzosen zu nennen, ist ein Burgunder (Gamay-Rebe), der in äußerst unterschiedlicher Qualität meist als rasch zu verbrauchender Konsumwein angeboten wird. In diesem Ratgeber werden deshalb Früh- und Spätburgunder empfohlen, je nach gesundheitlicher Auswirkung.

Vitamine im Wein

▶ **Vitamin A** existiert nur in sehr geringen Mengen im Wein.

▶ **Vitamin B1** ist für den Kohlenhydratstoffwechsel wichtig und bedeutend für den Glukoseabbau im zentralen Nervensystem.

▶ **Vitamin B2** im Wein wirkt in der Leber entgiftend und ist bei zahlreichen Reaktionen des Kohlenhydrat-, Fett-, Eiweiß- und Mineralstoffwechsels vertreten.

▶ **Vitamin B6** steuert den Fettstoffwechsel und ist beteiligt am Eiweißab- und -umbau. Daneben unterstützt es bei der Vorbeugung von Arteriosklerose und altersbedingten Gehirn- und Leberstoffwechselstörungen.

▶ **Folsäure** ist beteiligt an der Blut- und der Antikörperbildung und am Wachstum. Ein Mangel zeigt sich im Blutbild.

▶ **Vitamin C** kommt besonders in jungen Weinen vor. In Rotwein ist seine Konzentration höher als in Weißwein. Mit zunehmender Reifung und Lagerung des Weins nimmt der Gehalt beständig ab. Vitamin C ist an zahlreichen Stoffwechselvorgängen beteiligt. Wichtige Aufgaben sind die Bildung von Hormonen und Aktivierung von Fermenten (chemische Umwandlung von Stoffen durch Bakterien und Enzyme). Ferner ist Vitamin C bedeutsam für die Blutgerinnung und die Funktion der Nebennierenrinde.

Der Öchslegrad ist die Maßeinheit für den Zuckergehalt des Mosts. Mit der gilbertschen Formel wird aus den Öchslegraden der Alkoholgehalt berechnet, z. B. 76 °Ö = 10 Vol.-% Alkohol, 100 °Ö = 13,8 Vol.-% Alkohol.

Die Weinapotheke

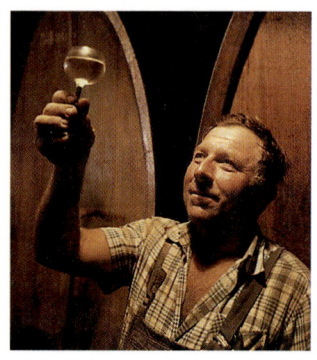

Neben Bukett und Geschmack ist auch die Farbe ein wichtiges Indiz für die Qualität des Weins.

Wein enthält fast alle Spurenelemente und Mineralien, die der Mensch zum Leben braucht. Dazu gehören Kalium, Natrium, Magnesium, Mangan, Fluor, Aluminium, Jod, Chlor und Silizium.

Der regelmäßige, aber mäßige Weinkonsum (Männer maximal 0,3 Liter, Frauen maximal 0,2 Liter täglich) setzt den Fibrinogenspiegel im Blut herab. Fibrinogen ist der Blutgerinnungsstoff, der bei Thrombosen eine wichtige Rolle spielt. Wein, der zu den Mahlzeiten langsam getrunken wird, wirkt der Verklumpungsneigung des Bluts entgegen. Damit wird die Bildung von Thromben (Blutgerinnsel), die zu lebensgefährlichen Gefäßverschlüssen führen können, verringert. Zusätzlich kompensiert Wein die ungünstige Wirkung von gesättigten Fettsäuren auf den Organismus.

Weingenuss erweitert die Gefäße. Dadurch steigt der Blutfluss. Die Adern werden »geputzt«. Die Ablagerungsgefahr verringert sich. Die arterielle Gefäßwand (Endothel) produziert vermehrt Stickstoffmonoxid (NO) und Prostaglandin (eine hormonähnliche Substanz), die entspannend auf die glatte Gefäßwand wirken. Auch dadurch wird die Anlagerung (Adhäsion) von Thrombozyten an bestimmte Gefäßabschnitte reduziert.

»Der liebste Buhle, den ich han, der liegt beim Wirt im Keller. Er hat ein hölznes Röcklein an und heißt der Muskateller.« Johann Fischart, Advokat und Satiriker (1546–1590)

Wein fördert die Blutbildung

Mäßiger Weinkonsum wirkt sich positiv auf die Blutbildung aus. Bei Anämie (Blutarmut) wirken besonders Weine von vulkanischen Böden. Das liegt an ihrem hohen Phosphatgehalt und ihrem Eisenreichtum. Bei einer Eisenmangelanämie erweist sich ebenfalls das im Wein enthaltene Vitamin C als äußerst segensreich. Es verbessert nämlich die Eisenresorption durch Überführung der Ferrisalze in leichter verfügbare Ferrosalze (siehe dazu auch den Abschnitt »Was tun gegen Blutarmut?«, Seite 36f.).

Kalifornische Forschungsergebnisse

Wie mäßiger Weingenuss die Verklumpung der Blutplättchen und damit Gefäßschäden verhindert, hat der kalifornische Wissenschaftler J. Kinsalla erforscht: Zellschädigende Gifte aus der Nahrung oder der Umwelt bewirken zunächst eine verstärkte Ausschüttung von Arachidonsäure im Blut. Diese vielfach ungesättigte essenzielle Fettsäure (aus tierischem Fett) sondert Stoffwechselprodukte ab. Die Stoffwechselprodukte der Arachidonsäure, die in Zellmembranen und vor allem in den Blutplättchen (Thrombozyten) vorkommt, bewirken die Entstehung so genannter Sauerstoffradikale (siehe dazu »Die Bedeutung der Polyphenole«, Seite 9ff.). Deren Aktivität wiederum führt zur Plätt-

Der Önologe nennt einen Wein harmonisch, bei dem Duft- und Geschmacksstoffe, Restzucker, Säure und Alkoholgehalt gut aufeinander abgestimmt sind.

Das leistet Wein

Gefäßschutz	Verbesserte Durchblutung	Schutz vor Blutarmut
Wer zu Gefäßverengungen und Thrombosen neigt, kann mit regelmäßigem, aber mäßigem Weinkonsum eine Besserung erreichen bzw. wirksam vorbeugen. **Empfehlung** Zu den Mahlzeiten und vor dem Schlafengehen einen nicht zu schweren Rotwein trinken. Menge: Männer 0,3 Liter, Frauen 0,2 Liter täglich. **Empfohlene Sorten** **Limberger** (Blaufränkisch), **Portugieser** oder **Trollinger**.	Wer unter Durchblutungsstörungen leidet, sollte vor allem leichte Rotweine trinken. Sie erweitern die Gefäße besonders gut. **Empfehlung** Jeden Tag einen drittel Liter oder jeden zweiten Tag die doppelte Menge über den Tag verteilt zu den Mahlzeiten trinken. **Empfohlene Sorten** **Badischer Burgunder** (Kaiserstuhl), Württemberger **Schwarzriesling** oder **Dornfelder** aus dem Herzen des Frankenlandes.	Anämien lassen sich durch vernünftigen Weingenuss vorbeugen bzw. verbessern. **Empfehlung** Jeden Tag ein Glas (0,1 Liter) zum Mittagessen, zwei Gläser nach dem Abendessen für Männer und Frauen. **Empfohlene Sorten** **Médoc-Weine** aus dem berühmten Weinbaugebiet an der Gironde (Frankreich). Preisgünstiger sind **Médoc Noir** aus Ungarn oder der auf Vulkangestein gewachsene **Egri Bikavér** (Erlauer Stierblut).

21

chenverklumpung mit der Folge von Gefäßverengung oder gar Gefäßverschluss, sprich Thrombose oder Embolie. Auch eine Engstellung von Gefäßen im Bereich des Herzes können diese Sauerstoffradikale und ihre Oxidationsaktivitäten bewirken. Mäßiger Weingenuss bremst die Auslösemechanismen für die Freisetzung der Arachidonsäure, die am Anfang dieses negativen Prozesses steht.

Es waren die Benediktiner, die den Champagner erfanden. Im Jahre 1683 wurde der Kellermeister des Klosters Hautvillers von laut knallenden Weinpfropfen aufgeschreckt. Er probierte den Restwein aus den »explodierten« Flaschen – Dom Pérignon hatte die Flaschengärung entdeckt.

Mineralstoffe und Spurenelemente im Wein

▶ **Kalium** sorgt dafür, dass die Muskulatur funktioniert. Kalium ist im Organismus verantwortlich für die Erregbarkeit von Nerven, Muskeln und Drüsen. Es hält den osmotischen Druck konstant, aktiviert zahlreiche Enzyme und sorgt für den Aufbau von Eiweiß.

▶ **Natrium** regelt im Organismus den osmotischen Druck, den Wasserhaushalt und das Säure-Basen-Gleichgewicht. Im Wein ist Natrium nur in geringen Mengen vorhanden.

▶ **Kalzium** hat eine große Bedeutung für die Blutgerinnung, ist am Aufbau der Knochen und Zähne beteiligt, steuert die Erregung von Muskeln und Nerven, dichtet die Zellmembranen ab und wirkt entzündungshemmend. Daneben entschlackt und festigt Kalzium das Gewebe und wird besonders unter Stress vermehrt benötigt.

▶ **Magnesium** wirkt bei der Gärung wie ein Katalysator. Zudem fördert Magnesium die Ausscheidung von überschüssigem Kalzium. Ein Mangel an diesem wichtigen Stoff hat häufig neurovegetative Störungen, Gefäßkrämpfe, Verdauungsbeschwerden, Herzaffektionen, Unruhe und Wadenkrämpfe zur Folge.

▶ **Eisen** ist der wichtigste Baustein des roten Blutfarbstoffs und in jedem Wein enthalten. Durch Eisen wird der Transport von Sauerstoff und Kohlendioxid im Blut ermöglicht.

▶ **Mangan** ist in erster Linie beteiligt an der Blutbildung und -gerinnung und am Kohlenhydratstoffwechsel der Nervenzellen.

▶ **Zink** ist neben Eisen am stärksten an den reibungslosen Abläufen im Organismus beteiligt. Besonders bei der Blutzuckerregulierung, der Insulinspeicherung in der Bauchspeicheldrüse, spielt Zink eine wichtige Rolle. Im Wein kommt es nur in Spuren vor.

▶ **Kupfer** ist beteiligt an der Bildung der roten Blutkörperchen, am Pigmentstoffwechsel, an der Funktion des Zentralnervensystems und am Immunsystem. Im Wein kommt Kupfer in einer durchschnittlichen Menge von einem Milligramm pro Liter vor. Der Tagesbedarf liegt bei ein bis zwei Milligramm.

▶ **Jod** ist ein wichtiger Bestandteil der Schilddrüsenhormone und übt eine regulierende Tätigkeit auf den Stoffwechsel aus. Durchschnittliche Konzentration im Wein: 0,10 bis 0,60 Milligramm pro Liter. Der tägliche Bedarf liegt bei etwa 0,15 bis 0,20 Milligramm.

▶ **Phosphor** ist an den unterschiedlichsten Stoffwechselprozessen, speziell bei der Energieübertragung, beteiligt und zudem ein wichtiger Baustein des Knochensystems. Zusätzlich regulieren Phosphate maßgeblich den Säure-Basen-Haushalt.

▶ **Chlor** sorgt in Form des Chlorids für die Regulierung des osmotischen Drucks in den Gefäßen sowie für die Produktion von Salzsäure im Magen, von Speichel- und Bauchspeicheldrüsenenzymen und von Insulin. Zu viel Chlorid kann allerdings den Blutdruck deutlich in die Höhe treiben.

Weine, die nur wenig Aroma, Extrakt und Alkohol haben, nennt der Önologe dünn.

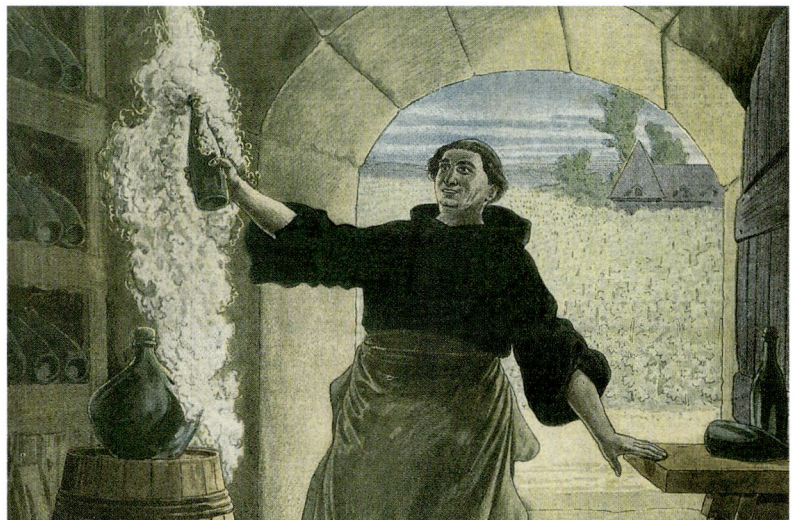

In einem französischen Kloster kam es zum »Urknall« für den Champagner. Per Zufall hatte der Benediktinermönch Dom Pérignon ein wohlschmeckendes und sehr anregendes Getränk entdeckt.

23

Der Wein und das Herz

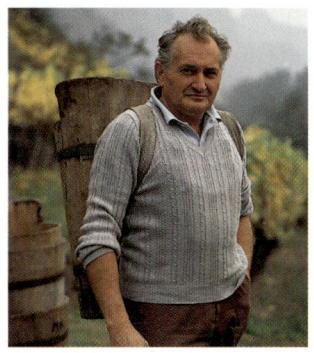

Besonders für ältere Menschen ist Wein ein wirksames Herzschutzmittel.

Zu viel Cholesterin, drohende Arteriosklerose – diese beiden Befunde weisen auf eine mögliche bzw. beginnende Herz-Kreislauf-Erkrankung hin. Und Herz-Kreislauf-Erkrankungen stehen immer noch an der Spitze der Todesursachen in den industrialisierten Ländern. Günstig wirkt sich mäßiger, aber regelmäßiger Weingenuss bei Herz-Kreislauf-Problemen aus. Sie sollten täglich ein oder zwei, vielleicht auch einmal drei Gläschen Wein zu den Abendmahlzeiten trinken. Hunderte von Studien belegen inzwischen die äußerst positive Wirkung von Wein auf Herz und Kreislauf.

Stichwort »Cholesterin«

Der Begriff »Cholesterin« ist aus dem griechischen »chole« für Galle und »stereos« für Fett zusammengesetzt.

Es gibt mehrere Unterarten des Cholesterins, die wichtigsten werden mit HDL und LDL bezeichnet. Cholesterin kommt in allen Geweben vor und ist absolut lebensnotwendig. Die Hauptproduktion findet in der Leber statt. In unserem Blut haben wir im Alter von 20 Jahren etwa 200 Milligramm Cholesterin je 100 Milliliter Blut. Im Alter von 60 Jahren steigt der Wert auf etwa 250 Milligramm und mehr an.

Eine Spätlese darf nur aus Trauben gekeltert werden, die nach Abschluss der Hauptlese geerntet wurden. Diese Spätlesen ergeben meist einen qualitativ höherwertigen Wein.

Wie wird Cholesterin abgebaut?

Abbau und Ausscheidung von Cholesterin geschieht ausschließlich in der Leber. Sie ist dafür zuständig, Cholesterin vor allem in Gallensäure umzuwandeln. Ein zu hoher Cholesterinspiegel im Blut kann besonders dann die Arterienverkalkung fördern, wenn es sich bei dem vorhandenen Cholesterin überwiegend um die Form des so genannten LDL-Cholesterins handelt. Gefährlich für den Organismus ist nämlich nur dieses schädliche LDL-Cholesterin. Es kann sich in den

Blutgefäßen ablagern und die Adern immer stärker verengen. Hingegen kann das HDL-Cholesterin die Adern sogar wirkungsvoll vor diesen Ablagerungen schützen.

Wie entsteht das schädliche LDL-Cholesterin?

Nach neueren Forschungsergebnissen ist das LDL-Cholesterin deshalb so schädlich, weil es besonders empfänglich für Oxidationsvorgänge ist. Wenn es aber oxidiert, verbreitet das LDL-Cholesterin schädliche Substanzen, die an den Gefäßinnenwänden die gefürchteten Ablagerungen verursachen.

Was verhindert die Oxidation?

Die Oxidation ist ein ähnlicher Vorgang wie das Rosten von Metall. Will man den »Rost« in den Adern verhindern, braucht man oxidationshemmende Substanzen, so genannte Antioxidanzien. Dazu gehören Vitamin E oder die Polyphenole im Wein.
Der antioxidative Effekt des Polyphenols Resveratrol, das Häute, Kerne, und Stängel der Trauben enthalten, ist 300-mal stärker als der von Vitamin E.

Welche Gefahren birgt das LDL-Cholesterin?

Besonders gefährdet sind Menschen, die rauchen, unter Stress stehen und Umweltgiften ausgesetzt sind. In ihrem Organismus bilden sich besonders viele freie Radikale, die das LDL-Cholesterin oxidieren lassen – mit der Folge der »Gefäßverrostung«.
Die LDL-Moleküle wandeln sich zu so genannten Schaumzellen und führen zu verschiedenen Krankheiten. So z. B. zu Asthma, chronischen Gelenkerkrankungen, Diabetes mellitus, Alzheimerkrankheit, Krebserkrankungen, vorzeitiger Alterung, rheumatischen Beschwerden, allgemeiner Schwächung des Immunsystems und Arteriosklerose. (Die hier genannten Krankheiten und deren Beeinflussung durch Weingenuss finden Sie in eigenen Kapiteln und im Register.)

Im Gespräch mit Patienten sprechen Ärzte oft von einem niedrigen bzw. zu hohen Cholesterinspiegel. Das LDL-Cholesterin nimmt mehr Volumen im Blut ein – der hohe Cholesterinspiegel sollte also unter Beobachtung bleiben.

Weinrezept für den Cholesterinspiegel

Da Rotwein die stärkere cholesterinsenkende Wirkung hat, ist er für eine Weintherapie bei Herz-Kreislauf-Erkrankungen sehr gut geeignet. Wer Rotwein nicht mag oder nicht verträgt, kann zu Weißwein greifen.

Denn auch Weißwein hat eine stark absenkende Wirkung auf Cholesterin und verhindert die gefährliche Oxidation des LDL-Cholesterins.

Empfehlung Täglich ein bis zwei Gläser Wein zu den Mahlzeiten (maximale Gesamtmenge für Männer etwa 300 Milliliter, für Frauen 200 Milliliter). Trinken Sie den Wein in kleinen Schlucken vor, während und nach dem Essen.

Empfohlene Sorten Trockener **Spätburgunder** aus Frankreich, der Schweiz oder Deutschland. Dieser samtig-feurige Wein hat einen mittleren bis hohen Alkoholgehalt und mittlere Tanninwerte (Gerbstoffe).

Portugieser aus deutschem oder österreichischem Anbau. Dieser Wein ist leicht, süffig, hat einen mäßigen Alkoholgehalt, geringe Säure und wenig Tannin (Gerbsäure).

Sémillon aus Frankreich oder der Schweiz (die besten Trauben wachsen hier zwischen Locarno und dem Luganer See). Dieser voll und rassig schmeckende Weißwein hat einen mittleren Alkoholgehalt und ebenfalls einen mittleren Säureanteil.

Moderates Weintrinken senkt den Cholesterinspiegel, weitet die eng gewordenen Herzkranzgefäße und kann das Herzinfarktrisiko um 50 Prozent verringern.

Stichwort »Arteriosklerose«

Unser Herz pumpt ständig fünf bis sechs Liter Blut durch die Blutgefäße, damit die Organe des Körpers mit allen lebensnotwendigen Stoffen versorgt werden. Die Gesamtlänge aller Gefäße im menschlichen Körper beträgt über 100 000 Kilometer. Besonders wichtige Blutgefäße sind die Arterien, denn sie transportieren das sauerstoff- und nährstoffreiche Blut. Arterien sehen von innen aus wie kleine Rohre. Ihre Innenwand ist normalerweise glatt, damit das Blut ungehindert hindurchfließen kann.

Bei einer Arteriosklerose (Arterienverkalkung) erkranken die Arterien durch Ablagerungen von Fett und Eiweiß. Die Gefäßwände werden »hart«: Sie sind nicht mehr elastisch und verdicken sich. Als Folge treten Durchblutungsstörungen und Gefäßrisse auf.

So beugt Wein der Arteriosklerose vor

Die Verringerung der Arteriosklerosegefahr ist ein ganz wesentlicher Vorteil, den Weintrinker gegenüber Abstinenzlern haben. So hat ein Forscherteam der Universität Wien (Leitung: Professor Prokop) in einer großen epidemiologischen Studie nachgewiesen: Bei Abstinenzlern, die das 50. Lebensjahr schon überschritten haben, liegt der Prozentsatz der Arteriosklerosekranken um 63 Prozent höher als bei den gleichaltrigen Weintrinkern.

Rotwein oder Weißwein – das ist hier die Frage

Wissenschaftler haben bislang die gesundheitlichen Wirkungen des Weins vor allem an Rotweinen untersucht. So entstand manchmal der Eindruck, dass Weißwein weniger gesund sei. Neuere Studien aus den USA stellen klar: Rotwein enthält die wichtigen Polyphenole zwar in größeren Mengen, die im Weißwein enthaltenen sind dafür in ihrer antioxidativen Aktivität deutlich besser. Eine aktuelle Studie der Universität Freiburg hat die exzellenten gesundheitlichen Wirkungen des Weißweins bestätigt. Welcher Wein für welche Therapie besser geeignet ist, erfahren Sie in diesem Ratgeber durch die Empfehlungen am Schluss der jeweiligen Abschnitte.

Gefahren eines erhöhten Lipidblutspiegels

Zu den entscheidenden krank machenden Faktoren, die für die Entstehung von Arteriosklerose verantwortlich sind, gehört ein erhöhter Lipidblutspiegel. Lipide sind Fette und Öle, die im Blut vorkommen. Als Hauptrisikofaktor wird dabei das oxidierte Lipid LDL-Cholesterin angesehen. Hiervor schützt mäßiger Weinkonsum. Rotwein wird dabei von den meisten Fachleuten eine etwas stärkere Wirkung zugeschrieben als Weißwein.

Eindeutig nachgewiesen wurde: Die Schutzwirkung tritt nur bei mäßigem, aber regelmäßigem Weinkonsum ein. Sie hält nicht an, wenn die Weinzuführung eingestellt wird. Bei einem Konsum von bis zu ein-

Schäden an den Herzkranzgefäßen sind die häufigste Todesursache bei Frauen unter 65 Jahren. (Quelle: American Heart Association)

Weinrezept gegen Arteriosklerose

Empfehlung Täglich zu den Mahlzeiten und vor dem Schlafengehen ein Glas Wein (insgesamt für einen erwachsenen, normalgewichtigen Mann etwa 0,3 Liter; eine gesunde, normalgewichtige Frau sollte sich mit 0,2 Liter begnügen).

Empfohlene Sorten Cabernet Franc aus Frankreich oder Italien. Dieser kräftig-herbe Rotwein passt gut zum Essen, hat meist nur einen mittleren Alkoholgehalt und verführt nicht zu übermäßigem Konsum.

Frühburgunder aus Deutschland (Kaiserstuhl, Ahr). Dieser sehr süffige Wein ist meist trocken und hat nicht zu viel Säure. Er ist verhältnismäßig reich an Vitamin C und recht bekömmlich. Die französischen Sorten werden auch unter der Bezeichnung **Madeleine Noir** oder **Pinot Madeleine** geführt.

einhalb Liter Wein pro Woche erhöht sich die Menge des »guten« HDL-Cholesterins um etwa zehn Prozent. Es gibt sogar Studien, nach denen der Anteil dieses positiv wirkenden HDL-Cholesterins durch vernünftigen Weingenuss um bis zu 100 Prozent erhöht und der des gefährlichen LDL-Cholesterins um nahezu 40 Prozent abgesenkt werden kann.

**»Rotwein ist für alte Knaben eine von den besten Gaben.«
Wilhelm Busch, Maler und Dichter (1832–1908)**

Ein erhöhter Blutfettspiegel verändert die Arterien

Bei Menschen mit erhöhtem Blutfettspiegel verändern sich die Arterien. Zuerst dringt Blutfett in die Gefäßwand ein, gleichzeitig verändern freie Radikale es chemisch. Aus normalem LDL-Cholesterin wird »ranziges«, giftiges Cholesterin. Fresszellen (Makrophagen), die Polizei unseres Körpers, kommen hinzu und fressen nur dieses »ranzige« Cholesterin in sich hinein. Die Fresszellen wachsen zu regelrechten Riesenfettzellen heran und sterben schließlich ab. Diese abgestorbenen Fettzellen bilden Fettstreifen in der Arterienwand. Folge: Diese verfettet. An der unregelmäßigen Oberfläche der Gefäßwände lagern sich weitere Blutbestandteile, aber auch Kalk und Kohlenhydrate ab – das »Rohr« wird immer enger. Mediziner nennen diese krankhafte Veränderung der Arterien Arteriosklerose.

Blutkreislauf und Wein

»Weingenuss treibt den Blutdruck hoch und erhöht damit das Risiko eines Infarkts oder Schlaganfalls.« Das war lange Zeit gängige Lehrmeinung unter den Medizinern. Heute weiß man, dass wirklich moderater Weinkonsum den Blutdruck senken und auch das Risiko eines Schlaganfalls mindern kann. Der Wein beeinflusst aber keinesfalls den Herzschlag selbst. Vielmehr steigert er die Durchblutung der Herzkranzgefäße. Dies erzeugt ein wohliges Wärmegefühl. Wer mit dem Risikofaktor Bluthochdruck leben muss, hat sehr sorgfältig darauf zu achten, die optimalen Mengen pro Tag keinesfalls zu überschreiten. Denn Missbrauch, also Akohol im Übermaß, kann den Blutdruck tatsächlich in die Höhe treiben.

»Wenn jeder erwachsene Amerikaner täglich zwei Gläser Wein tränke, würden die Herz-Kreislauf-Erkrankungen, die fast die Hälfte aller Todesfälle in unserer Bevölkerung ausmachen, um 40 Prozent abnehmen.« Berechnung der amerikanischen Ärzte David Witten und Marvin Lipp für die USA

Mit Bluthochdruck ist nicht zu spaßen

Hypertonie (wie Bluthochdruck medizinisch heißt) schädigt Gefäße und Organe und kann u. a. zu Herzinfarkt und Gehirnschlag führen. Wer daran leidet, darf sich keinesfalls auf moderaten Weingenuss

In Ländern wie Frankreich oder Italien ist ein gesunder Schluck Wein zu jeder Mahlzeit eine Selbstverständlichkeit mit langer Tradition.

allein verlassen. Die regelmäßige Überprüfung des Blutdrucks ist unerlässlich. Sie sollten täglich, vor allem morgens, mit einem Blutdruckmessgerät die Werte selbst überprüfen und einmal pro Monat zur Kontrolle den Hausarzt aufsuchen.

Wie viel Wein darf es sein?

Ein täglicher maximaler Alkoholkonsum von 30 Gramm (ca. 0,3 Liter) für Männer und 20 Gramm (ca. 0,2 Liter) für Frauen hat meistens einen blutdrucksenkenden Effekt. Dies trifft besonders dann zu, wenn die Werte vorher erhöht waren.

Ein Glas Wein gegen das Risiko des Schlaganfalls

Die positiven Wirkungen von mäßigem Weinkonsum auf Blutgefäße, Cholesterinhaushalt, Fließeigenschaften des Bluts und Thrombosegefahr können auch vor dem Risiko des Schlaganfalls schützen. Wer

Der Arzt Johann Wittich aus Eisleben hat 1592 ein Hausarzneibuch über die medizinische Wirkung des Weins herausgegeben. Darin heißt es, der Wein sei eine »so gewaltige Arznei«, dass derjenige, der am Abend davon trinke und dabei etwas lese, am anderen Morgen alles Wort für Wort erzählen könne – wobei es aber wieder einmal auf die maßvolle Dosis ankomme.

Weinrezept gegen den Infarkt

Neuere Studien zeigen, dass lebenslange Abstinenz das Hirnschlagrisiko erhöht – ebenso wie das Risiko eines Herzinfarkts.

Empfehlung für Schlaganfall-Risikopatienten Täglich nur sehr moderat dem Wein zusprechen. Bleiben Sie eher unter der ansonsten erlaubten Grenze (maximal ein Glas Wein – ein viertel Liter für den Mann, ein achtel Liter für die Frau). Den Wein sehr langsam zu den Mahlzeiten schlürfen. Geeignet sind leichte Weiß- oder Rotweine.

Empfohlene Sorten Weine aus der Rebsorte **Gutedel**. Dieser leichte Weißwein aus Deutschland (Baden) oder Österreich ist mild und hat meist einen geringen Alkoholgehalt.

Müller-Thurgau. Dieser duftige Weißwein weist ebenfalls meist einen nur mittleren Alkoholgehalt auf.

Groß-Vernatsch (Meraner). Dieser in Deutschland **Trollinger** genannte Rotwein ist leicht und gut verträglich.

Sekt oder **Champagner** kann in geringen Mengen für Schlaganfall-Risikopatienten geeignet sein. Wichtig ist in jedem Fall der mäßige Genuss.

---

ganz besonders sicher gehen möchte, sollte dafür sorgen, dass auch sein Magnesiumhaushalt keine Defizite aufweist (der Bedarf kann durch Alkoholgenuss sogar etwas erhöht sein).

Auch Magnesium schützt

Magnesium, im Wein mit etwa 100 Milligramm pro Liter vertreten, beugt Gefäßschäden vor. Zusätzliche Empfehlung: Bärlauchkapseln aus der Apotheke. Sie enthalten sehr hohe Magnesiumanteile und besitzen daneben alle Heilwirkungen, die auch den Knoblauch auszeichnen. (Bärlauch ist der einheimische Verwandte des Knoblauchs. Vom Bärlauch werden die Blätter, nicht die Knollen, zu Heilzwecken verarbeitet. Er ist ohne Nachgeschmack.)

Was löst einen Hirninfarkt aus?

Schlaganfälle (Hirninfarkte) werden in den meisten Fällen durch ein Blutgerinnsel ausgelöst, einem von der Gefäßwand losgerissenen Blutpfropfen (Thrombus). Wenn dieser Blutpfropfen die Blutversorgung des Gehirns unterbricht, kommt es zum Hirninfarkt. Gewebe stirbt ab. Wenn nicht sehr schnell ärztliche Hilfe möglich ist, kann dies auch zum Tod führen.

Da Wein die Gefäßwände schützt, die Gerinnungsbildung des Bluts hemmt und damit die Thrombusgefahr mindert (siehe dazu das Kapitel »Der Wein und das Hirn«, Seite 38ff.), senkt er somit auch das Risiko für den durch Thrombose ausgelösten Schlaganfall.

Anzeichen für einen Schlaganfall

Nicht selten kündigt sich ein Schlaganfall bereits geraume Zeit vorher an, beispielsweise dann, wenn die Halsschlagader durch eine Verengung (Stenose) immer weniger Blut ins Gehirn transportieren kann. Mögliche Alarmsignale für einen Schlaganfall sind: plötzliche Gefühllosigkeit im Arm, Lähmung des Mundwinkels, Sprech- und/oder Sehstörungen.

Wie kommt es zum Herzinfarkt? Zwei gemeinsam auftretende gesundheitliche Probleme sind Auslöser: eine Gefäßverengung im Herz und ein Blutgerinnsel, das in dieser Engstelle steckenbleibt und den Blutzufluss abrupt unterbricht.

All diese Anzeichen treten urplötzlich auf und verschwinden verhältnismäßig rasch wieder. In jedem Fall sollte man unbedingt schnellstens den Arzt aufsuchen!

Wein schützt den Herzmuskel

Im November 1995 erklärte Professor Curt Ellison aus Boston den staunenden amerikanischen Fernsehzuschauern in der Sendung »Sixty Minutes«: »Der Verzicht auf Alkohol ist eine der größten Risikofaktoren für koronare Herzkrankheiten.« Das war eine Sensation. Denn Alkohol – und damit auch Wein – war jahrzehntelang kaum irgendwo auf der Welt so sehr dämonisiert worden wie in den USA seit den Zeiten der Prohibition. Inzwischen herrscht bei den Wissenschaftlern große Übereinstimmung: Der Wein ist ein maßgeblicher Schutzfaktor für das menschliche Herz. Denn seine Inhaltsstoffe weiten die eng gewordenen Herzkranzgefäße.

Im internationalen Vergleich leiden diejenigen Menschen, die in Ländern mit geringem Weinkonsum leben (z. B. im ehemaligen Ostblock), unter den höchsten Herzinfarktraten. In klassischen Weinländern wie Frankreich dagegen sind die Herzinfarktzahlen rückläufig.

Was sind Salizylate?

Eine der Erklärungen für die positiven Wirkungen des Weins auf die koronaren Blutgefäße ist auch die Tatsache, dass Wein besonders viel Salizylate enthält. Salizylate sind jene Substanzen, die in Aspirin enthalten sind und vorbeugend nicht nur gegen Kopfschmerz, sondern auch gegen Herzinfarkt eingesetzt werden können. Das angesehene amerikanische Medizinfachblatt »The Lancet« berichtete 1994, dass ein Liter Weißwein fast doppelt so viel Salizylate enthält wie die von Ärzten zum Schutz vor Herz- und Kreislauf-Erkrankungen empfohlenen 30 Milligramm täglich.

Internationale Studien

Regelmäßiger wohldosierter Weingenuss kann das Risiko eines Herzinfarkts um 50 bis 60 Prozent senken. Das ist das Ergebnis von rund 250 Untersuchungen und Studien zu diesem Thema in Europa, den USA, Australien und Japan. Zurückhaltender Weingenuss senkt den

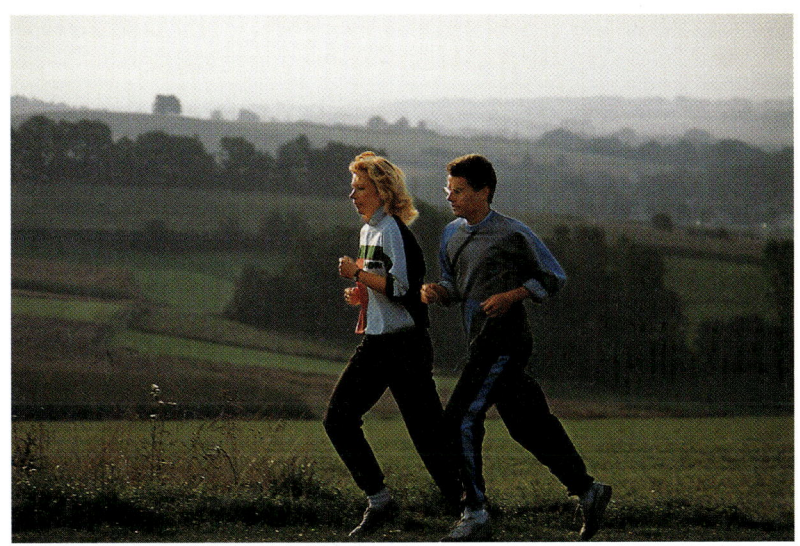

koronaren Gefäßwiderstand. Dadurch steigt der Blutdruck an, und die Herzarbeit wird erleichtert. Die Thromboseneigung geht dabei deutlich zurück. Die Blutplättchen verklumpen weniger leicht, der Cholesterinspiegel verändert sich positiv. Außerdem wird mehr Stickstoffmonoxid (NO) in den Arterien gebildet und freigesetzt. Dadurch werden die Blutgefäße zusätzlich erweitert.

Was ist Stickstoffmonoxid?

Stickstoffmonoxid ist einer der wichtigsten Stoffe zur Vorbeugung von Koronarerkrankungen. Auch die Schäden, die durch Stress am Herzen verursacht werden, lassen sich durch mäßigen, aber regelmäßigen Weingenuss stark vermindern (siehe dazu den Abschnitt »Keine Chance dem Stress«, Seite 46f.). Die Wissenschaft bestätigt, dass die Zunahme des gefäßschützenden HDL-Cholesterins bei Weintrinkern ungefähr 50 Prozent des gesamten Schutzmechanismus ausmacht, der die gefährlichen koronaren Herzkrankheiten verhindert. Die andere Hälfte führen die »Weinmediziner« auf die positiv veränderten Eigenschaften des Bluts (weniger Verklumpung, schwächere Gerinnungsneigung) zurück.

Die größten Feinde des Herzes sind massive Störungen des Fettstoffwechsels, anhaltender Bluthochdruck, massiver Bewegungsmangel, Dauerstress und Zigarettenrauch.

33

Ein Glas Wein am Abend senkt das Herzinfarktrisiko

Keine dieser Wirkungen ist jedoch anhaltend. Das bedeutet, sie treten nur solange auf, solange auch Wein getrunken wird. Das tägliche Gläschen wird so zur unverzichtbaren Herzmedizin. Es steht ganz oben auf einer Liste der wichtigsten therapeutischen Mittel und Methoden zur Senkung des Herzinfarktrisikos, die von der Universität Boston zusammengestellt wurde.

»Nur die Dosis macht, dass ein Ding nicht giftig sei.« Paracelsus, Arzt und Naturforscher (1493–1541)

Was geschieht beim Herzinfarkt?

Durch eine akute Durchblutungsunterbrechung stirbt ein Teil des Herzmuskelgewebes infolge Sauerstoffmangels ab. Je größer der betroffene absterbende Bereich ist, desto schlimmer sind die Krankheitsfolgen. Meistens wird die plötzliche Durchblutungsstörung verursacht durch den Verschluss eines arteriosklerotisch verengten Herzkranzgefäßes (Koronargefäß), in dem ein Blutpfropfen (Thrombus) hängen bleibt. Es können aber auch Verkrampfungen (Spasmen) der Herzkranzgefäße schuld an der Mangeldurchblutung sein oder zumindest eine Rolle dabei spielen. Ausgelöst wird ein Herzinfarkt oft durch Überanstrengung (die Anforderung an das Herz steigt, die Blutversorgung des Pumporgans hält jedoch nicht Schritt), Kälte (Gefäßzusammenziehung) und Blutdruckabfall im Schlaf (durch die verengten Stellen gelangt zu wenig Blut zum Herzmuskel). Die Hauptrisiken für die Schädigung der Gefäße sind: Störungen des Fettstoffwechsels, anhaltender Bluthochdruck und Rauchen.

Was ist Angina pectoris?

Wenn die Herzkranzgefäße durch Einlagerungen immer enger werden, wird der Blutfluss stark behindert. Dadurch kommt es zu Durchblutungsstörungen im Herzen, die meistens einen typischen Schmerz auslösen. Angina pectoris ist ein Warnzeichen, häufig auch die Vorstufe zum Infarkt, bei dem dann ein Gerinnsel in der engen Stelle stecken bleibt und den Blutfluss total unterbricht.

Weinrezept zum Schutz des Herzes

Empfehlung Der moderate Weingenuss zum Schutz des Herzes ist besonders in den Abendstunden zu empfehlen. Die Schutzwirkungen halten 12 bis 18 Stunden lang an. Man kommt also gut über die Nacht. In der Nacht sind einige Risikofaktoren zudem besonders erhöht: so beispielsweise Blutverdickung, Druckabfall und Verklumpungsneigung infolge von Bewegungsmangel (Thrombosegefahr).
Ein Gläschen am Mittag frischt dann die positive Wirkung auf das Herz und den Blutdruck wieder auf.

Empfohlene Sorten Ein Glas **Spätburgunder** (0,25 Liter oder ein Viertel) zum Tagesausklang bekommt einem gut.

Blauburgunder von der Ahr oder vom Kaiserstuhl oder **Pinot Noir** (auch **Pinot Nero**) aus Frankreich. Der **Burgunder** am Abend fördert neben seiner Herzschutzwirkung auch die Schlafbereitschaft, man kommt schneller zur Ruhe und schläft besser ein.

Zum Mittagessen ein Gläschen **Riesling** (0,125 Liter oder ein Achtel) aus dem Rheingau oder dem Elsass (**Petit Rhin**).

Auch ein Achtel **Chenin Blanc** (**Blanc de Blanc**) passt ausgezeichnet. Der Weißwein am Mittag ist eher anregend. (Frauen sollten allerdings die entsprechend geringere Menge trinken.)

»Der Nutzen des Weins kann der Kraft der Götter gleichgesetzt werden.« Plinius, römischer Schriftsteller (23–79 n. Chr.)

Wein unterstützt das alte Herz

Gerade im Alter ist die vorbeugende Wirkung von Wein gegen die verschiedenen Erkrankungen des gesamten Herz-Kreislauf-Systems von immenser Bedeutung, denn im Alter nehmen die Gefäßprobleme häufig zu.

»Wein ist die Milch des Alters«, schrieb Justus Liebig 1852 in seinen »Chemischen Briefen«, und das war im 19. Jahrhundert keineswegs eine neue Erkenntnis, das wussten schon die Mediziner in der Antike wie z. B. Hippokrates, Plinius oder Galenus. Und dabei ist es bis heute geblieben (siehe dazu auch den Abschnitt »Länger jung durch Weingenuss«, Seite 39). Natürlich gilt auch hierbei wieder: Die Menge macht das Gift, aber die positive Wirkung eines vernünftigen Weinkonsums ist unbestritten.

Was tun gegen Blutarmut?

Es war Hildegard von Bingen, die große Naturheilerin des Mittelalters, die den Wein das Blut der Erde nannte. Sie schrieb: »Ein Wein, falls er rein ist, macht dem Menschen ein gutes und gesundes Blut.« Die Medizin vergangener Jahrhunderte bediente sich in diesem Sinn des Weins zur Behebung der Blutarmut, zur Blutverdünnung und zur Blutreinigung.

Das wichtigste Weinbaugebiet der Toskana ist die Region Chianti. Dazu gehören Chianti Classico, Chianti Rufina, Colli Aretini, Colli Fiorentini, Colli Senesi, Colline Pisane und Montalbano.

Wie macht sich Blutarmut bemerkbar?

Bei Blutarmut (Anämie) klagen die Betroffenen über ständige Müdigkeit, Schwindel, mangelnde Spannkraft und schlechte Konzentrationsfähigkeit. Die Weinmedizin setzt hier von alters her Rotweine zur Besserung ein – vor allem, weil sie einen höheren Eisenanteil aufweisen (bis zu zehn Milligramm pro Liter) als Weißweine. Außerdem wird durch das im Rotwein vorhandene Vitamin B12 die Bindung von Eisen und die Bildung neuer roter Blutkörperchen unterstützt. Auf diese Weise wirken die Weine der Blutarmut entgegen.

Was kann Blutarmut auslösen?

Ursache für eine Blutarmut (Anämie) ist vor allem ein Eisenmangel des Organismus. Wenn Wein in moderater Menge getrunken wird, verbessert sich im Allgemeinen das Blut bildende System des Körpers.

Welche Weine unterstützen die Blutbildung?

Vor allem Weine von vulkanischen Böden gelten seit der Antike als ausgezeichnete Mittel gegen Anämien. Sie sind besonders reich an Eisen und an Phosphaten – wichtige Mineralien für die Blutbildung. Außerdem verbessert das im Wein enthaltene Vitamin C zusätzlich die Eisenresorption. Das geschieht durch die Überführung der als Ferrisalze vorliegenden Moleküle in Ferrosalze.

Was bewirkt Vitamin C?

Bei der Überführung in Ferrosalze ist Vitamin C die treibende Kraft. Liegt eine Infektion vor, so wird sehr viel Eisen gebunden (beispielsweise in der Leber). Hier sorgt der Vitamin-C- und eisenhaltige Rotwein für den nötigen Nachschub.

Sogar bei kindlicher Blutarmut wird von manchen Medizinern – vor allem in Frankreich – eine fein dosierte Rotweinaufnahme unter ärztlicher Kontrolle verordnet. Mit guten Ergebnissen übrigens.

Welcher Wein bei Störungen im Blutbild?

Empfehlung Ein Glas Rotwein (Frauen einen achtel Liter, Männer 0,2 bis einen viertel Liter) sollten Sie täglich jeweils zu den Mahlzeiten trinken.

Empfohlene Sorten Rotweine aus vulkanischen Regionen, beispielsweise **Kaiserstühler**, **Spätburgunder** oder **Erlauer Stierblut** (Egri Bikavér) aus Ungarn. Diese Weine wirken wegen ihres mittleren bis hohen Alkoholgehalts auch beruhigend. Es gibt sie in den geschmacklichen Varianten trocken bis lieblich.

Zur Herstellung des Chianti werden außer der roten Sangiovesetraube zwei weiße Traubensorten gekeltert: die Trebbiano- und die Malvasiatraube. Sie machen den Wein erst spritzig.

Bereits Hildegard von Bingen wusste um die Heilkraft des Weins. Er wurde mit wertvollen Kräutern und Honig angereichert und als Medizinwein verabreicht. Dieses Rezept hat sich bis heute in der Volksheilkunde bewahrt.

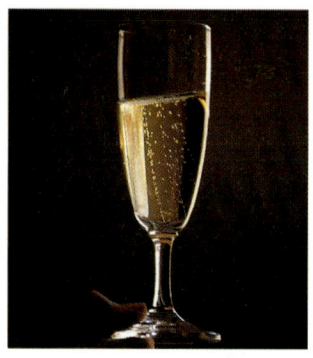

Der edle Schaumwein Champagner beflügelt den Geist.

Der Wein und das Hirn

Kein Wunder, dass gerade die Dichter und Denker den Wein zu schätzen wussten – nicht nur der Minnedichter Wolfram von Eschenbach, nicht nur der Schöpfer des Faust, Johann Wolfgang von Goethe. Einer der größten Dramatiker aus dem nicht gerade von Reben umrankten Britannien, William Shakespeare, schrieb die folgende Hymne auf den edlen Rebensaft: »Wein macht das Gehirn sinnig, schnell und erfinderisch, voll von lebenden, feurigen und ergötzlichen Gedanken.«

Der Denkapparat wird aktiviert

Die moderne Hirnforschung hat einiges von dem erklärt, was Shakespeare im Selbstversuch herausgefunden hatte: Alkohol wirkt stark aktivierend auf das gesamte Nervensystem. Er erweitert die Blutgefäße, an erster Stelle die im Gehirn. Ihre Durchblutung wird angeregt und gesteigert. Die Gehirnzellen können besser mit Sauerstoff versorgt werden. Dadurch wird das Denkvermögen geschärft, das Kurzzeitgedächtnis verbessert und die schöpferische Leistungskraft (Kreativität) deutlich erhöht.

Blutversorgung fürs Gehirn

Trocken nennt man durchgegorenen Wein mit einem geringen (0,5 bis 1 Gramm Restzucker) oder gar keinem Zuckergehalt.

Obwohl unser Gehirn nur rund zwei Prozent des Körpergewichts ausmacht, benötigt es 15 Prozent der Blutmenge, die das Herz pro Minute durch den Körper pumpt (Herzminutenvolumen = 4,5 bis 5 Liter), außerdem 25 Prozent des Sauerstoffs und 70 Prozent der Glukose. Diese Zahlen zeigen, wie wichtig die Gehirndurchblutung ist (siehe dazu das Kapitel »Die Weinapotheke«, Seite 20ff.). Mit zunehmendem Alter kann diese Blutversorgung jedoch eingeschränkt sein. Die Gehirnfunktionen leiden darunter. Diesem altersbedingten Verlust beugt mäßiger, aber regelmäßiger Weingenuss vor.

Länger jung durch Weingenuss

Weintrinker leben nicht nur durchschnittlich länger als Abstinenzler, sie bleiben dabei auch meist jünger und vitaler. Wein versorgt den Organismus des mäßigen Genießers mit bis zu 40 Prozent mehr Antioxidanzien, als sie im Körper von Nichtweintrinkern vorkommen. Diese Antioxidanzien bewahren den Weinfreund vor dem frühzeitigen Altwerden, da sie die freien Radikale abfangen und so der vermehrten Zellzerstörung Einhalt gebieten.

Dass Wein jung erhält, ist allerdings keine neue Erkenntnis. Schon Johann Wolfgang von Goethe hielt sich mit Wein in Form. Eine Flasche hat er pro Tag konsumiert – und das bis kurz vor seinem Tod im Alter von 82 Jahren. Im »West-östlichen Divan: Das Schenkenbuch« pries Goethe den Wein als Sorgenbrecher für die Nachwelt: »Trunken müssen wir alle sein! Jugend ist Trunkenheit ohne Wein. Trinkt sich das Alter wieder zur Jugend, so ist es wundervolle Tugend. Für Sorgen sorgt das liebe Leben. Und Sorgenbrecher sind die Reben.« Die Wissenschaft hat inzwischen einige der Geheimnisse gelüftet, die Wein zur »Milch des Alters« machen. So wissen wir inzwischen, dass Wein dem altersbedingten Abbau der Gehirnleistung vorbeugt.

Als halbtrocken bezeichnet man Weine mit einem Restzuckergehalt von maximal 18 Gramm pro Liter.

Weinrezept für die geistige Frische

Empfehlung Anregende Weißweine, in mäßigen Mengen über den Tag verteilt getrunken, sorgen für eine optimale Gehirndurchblutung. So mancher Geistesblitz ist einem satten Schluck aus dem Glas zu verdanken. Für die gute Regeneration des Gehirns durch ausreichenden und erholsamen Schlaf empfiehlt sich ein Schlummertrunk aus rotem Wein.

Empfohlene Sorten Für die geistige Frische ein kleines Glas **Champagner** oder **Sekt** (wirkt sehr schnell wegen des Kohlensäuregehalts).

Sehr anregend ist auch spritziger **Müller-Thurgau** aus Franken oder vom Neusiedler See im österreichischen Burgenland.

Für den Schlummertrunk empfiehlt sich ein **Bordeaux** oder ein (jüngerer) **Burgunder**, z. B. aus Walporzheim.

Wein für den gesunden Schlaf

Alte Menschen schlafen oft schlecht. Die Erfrischung eines tiefen Schlafs fehlt ihnen, was wiederum den Tag belastet und Vitalität und Frische raubt. Dabei kann schon ein Glas Wein beim Abendessen für sanften Schlaf sorgen. Wein fördert die Entspannung. Er erhöht die Durchblutung des Gehirns und so die Sauerstoffversorgung, was ebenfalls dem gesunden Schlaf dienlich ist. Dieses natürliche Schlafmittel ist Tabletten mit ihren Nebenwirkungen haushoch überlegen.

Die großen Weine des Médoc wachsen auf steinigem Boden. Die Rebstöcke wurzeln tief. Jedes Weinchâteau in dieser Region unterwirft sich strengen Regeln, um hohe Qualität liefern zu können.

In Morpheus' Armen

In einer Langzeitstudie an Menschen über 65 Jahren wurde nachgewiesen, dass Weintrinker geistig wesentlich frischer waren und insgesamt gesünder wirkten als ihre abstinenten Altersgenossen. Ein wichtiger Grund für diese Wirkung des Weins liegt eben auch in seiner Förderung der Schlafbereitschaft. Denn wer gut und ausreichend schlafen kann, der regeneriert sich besonders gut, ist erholt und hellwach. Sein Intellekt kann sich anschließend wieder besser auf Denkleistungen konzentrieren. Er wird mit neuen Situationen leichter fertig.

Wein stärkt Körper und Geist

Wein beugt auch der Altersschwäche vor. Der Mineralreichtum des Rebensafts gleicht Mängel aus, die durch eine eingeschränkte Nahrungsaufnahme im Alter entstehen können. Der Stoffwechsel alternder Menschen wird durch den Weingenuss angeregt. Andererseits kann durch die im Alter abnehmende Schilddrüsenfunktion Wein offenbar besser vertragen werden. Das gilt vor allem für Frauen, die hierdurch eine Art ausgleichender Gerechtigkeit während ihres Lebens erfahren: Im Alter nimmt ihre Weinverträglichkeit nicht selten zu. Auch bei Patienten mit Schilddrüsenunterfunktion ist die Weinverträglichkeit oft deutlich gesteigert. Schließlich beugt mäßiger, aber regelmäßiger Weingenuss dem im Alter einsetzenden Abbau der Gehirnleistungen

Weinrezept für das Alter

Empfehlung Der Wein sollte zu den Mittags- und Abendmahlzeiten genossen werden. Mittags empfiehlt sich der Weißwein, da er anregender ist, abends wirkt Rotwein bekömmlicher.

Empfohlene Sorten Am besten werden ältere, samtige **Spätburgunder** vertragen, aber auch milde **Silvaner** oder **Gutedel**.

Empfehlung Empfindliche oder geschwächte Personen sollten ihren Dämmerschoppen leicht anwärmen oder erhitzen (nicht kochen). Auch die seit jeher von älteren Menschen gut vertragene Mischung von Rotwein und Eigelb ist zu empfehlen. Haben Sie keine Angst vor Cholesterin! Der Weingenuss wirkt sich positiv auf die Cholesterinbilanz aus.

Empfohlene Sorten Einen milden **Silvaner**, auch **Johannisberg** oder **Groß Rhin** genannt, aus Franken, dem Elsass oder der Schweiz. Der maximal mittlere Alkoholgehalt und die eher geringe Säure machen ihn im Allgemeinen sehr gut verträglich.

Auch ein leichter **Gutedel** (**Chasselas, Perlan**) aus Baden (Markgräfler Land) oder der Schweiz ist zu empfehlen.

Beim **Spätburgunder** oder **Blauburgunder** sollte man auf die Altersangabe achten, die auf dem Etikett steht. Vier Jahre sollte der Tropfen mindestens alt sein, um als bekömmlicher Schlummertrunk zu dienen. Bevorzugte Lagen: Chambertin, Côte Beaune und Champagne in Frankreich; Ahrtal, Ingelheim (Rheinhessen) und Kaiserstuhl in Deutschland.

vor. Die geistige Frische bleibt auch im Alter erhalten. Ein Viertel (250 Milliliter) pro Tag dämpft den Alterungsprozess um über 30 Prozent, wie Wissenschaftler herausfanden.

Stichwort »Alzheimer«

Als Kabelbrand im Gehirn bezeichnen Mediziner anschaulich, was bei der Alzheimerkrankheit passiert: Von den Milliarden Nervenzellen im Gehirn, die über Nervenfasern mit bis zu 10 000 anderen vernetzt sind, gehen immer mehr zugrunde. Schaltstellen brechen zusammen, Ner-

Das Weinbaugebiet Burgund (die Bourgogne) wird in die Regionen Chablis, Côte d'Or, Côte Chalonnaise, Maconnais und Beaujolais unterteilt. Die Weine werden hier nach der Lage bewertet, so bezeichnet Cru eine klassifizierte Lage im Burgund.

venzellen der Hirnrinde verändern sich plötzlich. Wie durch einen Schwelbrand wird langsam, aber stetig alles vernichtet, was uns als denkende Wesen ausmacht: Gedächtnis, Sprechvermögen, Intelligenz. Die gesamte Persönlichkeit verfällt. Auf den geistigen Niedergang folgt der körperliche. Die Patienten vergessen das Essen, das Trinken, die Toilette, das Anziehen usw.

Alzheimer – benannt nach dem Neurologen Alois Alzheimer, der sie 1906 entdeckte – ist eine Krankheit des Alters. Sie kann zwar auch einmal bei 40-Jährigen auftreten. Aber erst ab etwa dem 70. Lebensjahr nimmt sie sprunghaft zu. Prominente Alzheimerpatienten: Exbundestrainer Helmut Schön, SPD-Politiker Herbert Wehner, Schauspielerin Rita Hayworth, der ehemalige US-Präsident Ronald Reagan.

Wein ist ein hervorragendes Antioxidanz und den Vitaminen C und E hoch überlegen. Wer täglich Wein trinkt, bekämpft die freien Radikale und schützt sich so vor Alzheimer.

Wein und Alzheimer

Es gibt noch keinen streng wissenschaftlichen Beweis. Aber es gibt die bereits erwähnte empirische Studie: Drei Jahre lang haben französische Mediziner insgesamt 3777 Menschen im Alter von 65 Jahren und darüber beobachtet. Ergebnis: Wer im Alter täglich ein paar Gläser Wein trinkt, leidet seltener an geistiger Schwäche oder an der Alzheimerkrankheit. Die französischen Forscher berichten: In der Gruppe der mäßigen Weintrinker litten vier Fünftel weniger an altersbedingter Senilität als in der Gruppe der totalen Abstinenzler. Die Zahl der an der Alzheimerkrankheit leidenden Weintrinker lag immerhin um ein Viertel unter der Rate der Nichttrinker.

Studien zum Fragenkomplex

Diese reine Beobachtungsstudie wurde noch nicht wissenschaftlich ausgewertet. Die Zusammenhänge zwischen Weingenuss und geringerem Alzheimerrisiko sind aber evident. Ein Viertel weniger Alzheimerfälle unter Weintrinkern – das ist eine hoffnungsvolle Entdeckung. In Frankreich und in den USA (Universität Boston) werden die Untersuchungen weiter fortgesetzt. Auch frühere Untersuchungen in England und den USA haben schon ähnliche Hinweise erbracht.

Vermutlich können bei Weintrinkern freie Radikale ihr zerstörerisches Werk in Nervenzellen und im Übertragungssystem der Hirnfunktionen nicht massiv entfalten. Dadurch bleiben die Verbindungen intakt und die typischen Ausfallerscheinungen werden vermieden.

Die Zahl der Erkrankten steigt

In Deutschland leben schätzungsweise eine Million Alzheimerkranke. Jährlich kommen mehr als 50 000 neue hinzu. Frauen sind aus hormonellen Gründen weniger betroffen als Männer.

Namhafte Forscher versuchen, diese Zusammenhänge zu entschlüsseln. Verantwortlich für die alzheimertypischen Zerstörungen der Gehirnfunktionen sind Eiweißbaustoffe mit dem Namen »Beta-Amyloid«. Sie bilden kristalline Ablagerungen, die sich um Nervenenden und Verletzungsstellen herumlegen. Dadurch werden die Zellen ausgeschaltet und sterben ab. Die abgestorbenen Nervenzellen können vom Organismus nicht mehr ersetzt werden. Verantwortlich für den Zelltod sind wieder einmal die freien Radikale. Ihre Bildung wird durch das Beta-Amyloid verstärkt. Da freie Radikale äußerst

In den vergangenen 150 Jahren stand der Wein im Verdacht, ein Gift für den Körper und ein abhängig machendes Genussmittel zu sein. Erst im letzten Jahrzehnt begannen Wissenschaftler damit, diesen Ruf in groß angelegten Studien zu widerlegen.

Weinrezept gegen Alzheimer

Empfehlung Zu jeder Mahlzeit (dreimal täglich) ein achtel Liter Wein für Männer, für Frauen maximal 0,1 Liter pro Mahlzeit. Zur Hälfte vor dem Essen trinken, wenn er noch rasch ins Blut geht und in wenigen Minuten das Gehirn erreicht. Den Rest des Weins sollten Sie zum Essen oder danach trinken.

Empfohlene Sorten Ein Glas **Saint Laurent** aus Frankreich, Deutschland oder Österreich zu jedem Essen (dreimal täglich, z. B. zum zweiten Frühstück, Mittagessen, Abendessen). Der gehaltvolle Rotwein mit dem feinen Bukett hat einen mittleren Alkohol- und Tanningehalt. Er ist trocken und im Allgemeinen sehr gut verträglich.

Oder Sie trinken jeweils ein Glas **Silvaner** aus Franken oder Südtirol. Diese alte Rebsorte ergibt einen milden, blumigen Wein mit geringem bis mittlerem Alkoholgehalt. Der Ausbau erfolgt trocken bis süß. Er ist sehr gut verträglich bis ins hohe Alter.

Alkoholismus – ein Problem unserer Wohlstandsgesellschaft: Alkoholismus kann zu chronischer Trunksucht mit körperlicher und seelischer Abhängigkeit führen. Entzündungen der Magenschleimhaut, Leberschädigungen bis zur Leberzirrhose und Nervenschäden mit schweren psychiatrischen Krankheitsbildern können die Folge sein.

aggressive Substanzen sind, fressen sie regelrechte Löcher in die Wände der Nervenzellen. Manche dringen bis in die Zellkerne vor und zerstören auch diese.

Der gute Geist gegen Depressionen

Depressionen sind eine Volkskrankheit. Über drei Millionen Deutsche leiden darunter. Dazu kommen noch all jene, die nur gelegentlich ein Stimmungstief haben oder hin und wieder eine depressive Situation erleben. Depressionen treten mit und ohne Anlass auf – bei Partnerproblemen, Karrieresorgen, Krankheit oder einfach so, aus heiterem Himmel. Alarmzeichen sind oft Müdigkeit, Traurigkeit oder sexuelle Unlust. Frauen sind doppelt so häufig betroffen wie Männer. Wer unter schweren Depressionen leidet, sollte einen Arzt aufsuchen.

Wein löst seelische Spannungen

Die Alltagsdepression, auch Frust, Niedergeschlagenheit, Angst oder Verstimmung, wird aber von alters her mit stimmungsaufhellenden

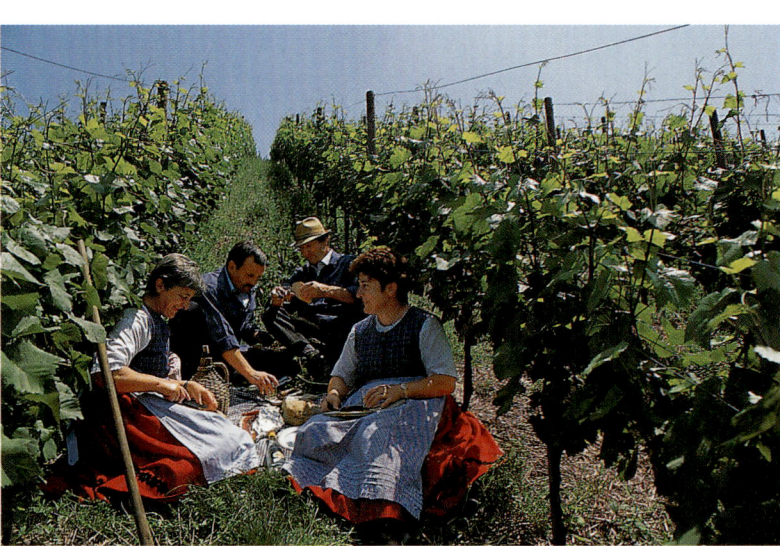

Wein hebt die Stimmung und sorgt für gesellige Gemütlichkeit – wenn man dabei nicht über die Stränge schlägt.

Hausmitteln behandelt. Eines der wirksamsten überhaupt ist der Wein. Er gilt als Seelentröster, seit die erste Weinrebe vor 7000 oder 10 000 Jahren kultiviert wurde. Wein löst seelische Spannungen, mildert Ängste, stärkt den Lebensmut und baut den Frust ab. Schon ein Glas eines edlen Weins, dessen Bukett in die Nase steigt, dessen Vollmundigkeit den Gaumen erfreut, dessen Geist durch Gehirn und Adern strömt, kann das Wohlbefinden und die Stimmung deutlich anheben. Der Weingenuss hilft dabei, das Leben wieder von seiner schönen Seite zu sehen und positiv zu denken.

Ein Grund dafür liegt im menschlichen Gehirnstoffwechsel. Schon geringe Mengen Wein können euphorisierend wirken.

Was bewirkt Serotonin?

Die euphorisierende Wirkung auf den Organismus wird durch einen Stoff im zentralen Nervensystem verursacht, den der Alkohol im Wein beeinflusst. Dieser Stoff, der die Stimmung und das allgemeine Lebensgefühl bestimmt, der entscheidet, ob wir uns gut fühlen oder nicht, heißt Serotonin.

Im Gehirn wird Serotonin aus einem Eiweiß gebildet, das den Namen »Tryptophan« trägt. Wenn wir eiweißreiche Nahrung aufnehmen, also Fleisch, Fisch, Eierspeisen oder Milchprodukte zu uns nehmen, gelangt auch der Baustein Tryptophan in unseren Körper. Im Gehirn wird er ständig nach und nach zu Serotonin abgebaut. Das dauert einige Stunden. Erst wenn genügend Tryptophan vorhanden ist, kann auch genügend Serotonin gebildet werden, so dass unsere Stimmungslage zumindest ausgeglichen ist. Fehlt es jedoch an Serotonin, sinkt die Stimmung ab. Bei depressiven Menschen ist der Serotoninspiegel im Gehirn meist sehr niedrig. Ärzte verordnen dann häufig Psychopharmaka – denn auch sie wirken oft über den Serotoninstoffwechsel. Viele Menschen greifen im Stimmungstief zu dickmachenden Süßigkeiten. Das kommt nicht von ungefähr: Mit Zucker, Schokolade, Torten und vielen anderen Süßigkeiten steigt die Tryptophankonzentration im Gehirn ganz besonders stark an – und damit nicht zuletzt auch der Serotoninspiegel.

Eine Alkoholvergiftung kann durch einmaligen übermäßigen Genuss einer großen Alkoholmenge entstehen. Hier sind Rat und Hilfe des Arztes gefragt!

Weinrezept gegen Stimmungstiefs

Wer nervlich überreizt und seelisch überbeansprucht ist, kann durch Weingenuss seinen Serotoninspiegel stabilisieren und seine Stimmung steigern.

Empfehlung Zwei Gläser (je ein achtel Liter) **Ruländer** – bekannt auch als **Grauburgunder, Pinot Gris** oder **Tokajer** – zwischen den Mahlzeiten trinken. Gute Lagen gibt es in Deutschland am Kaiserstuhl, in der Ortenau und in der Pfalz, außerdem im Elsass und in Frankreich (Burgund und Champagne). Der kräftige Weißwein geht rasch ins Blut, bedingt durch seinen mittleren bis hohen Alkoholgehalt.

Empfohlene Sorten Ruländer oder **Grauburgunder** haben einen relativ hohen Phosphatgehalt, der sich günstig und beruhigend auswirkt. Die Kalk-Phosphat-Verbindungen mancher Rotweine wirken aufmunternd auf ein angeschlagenes Gemüt.

Als abendlicher Dämmerschoppen empfiehlt sich ein nicht zu schwerer **Spätburgunder** aus Baden-Württemberg oder Franken.

Wer Wein als Genuss- und Heilmittel schätzt, sollte sorgfältig darauf achten, sein Limit nicht zu überschreiten. Solange man Wein in Maßen genießt, wird die Schilddrüse leicht angeregt und schützt dadurch in Stress-situationen.

Wie Wein die Glückssubstanz Serotonin schützt

Der Abbau des Serotoninspiegels im Gehirn wird unter dem Einfluss von Alkohol deutlich verlangsamt. D. h. die Wohlempfinden auslösende Substanz bleibt länger erhalten – und damit auch die gute Laune. Wer bei Kummer oder Niedergeschlagenheit unmäßig Alkohol konsumiert, kann zwar anfänglich ebenfalls eine euphorische Stimmung erleben. Bald werden sich jedoch durch vermehrte Adrenalinausschüttungen und andere hormonelle Reize eher aggressive Stimmungen wie Wut, Schmerz und Hass verstärken. Der gute Geist des Weins lebt im genussvoll getrunkenen Tropfen, im Viertele, nicht im Humpen.

Keine Chance dem Stress

Es ist wissenschaftlich erwiesen: Mäßiger Alkoholgenuss kann Stress abbauen. Ein Glas Wein zur rechten Zeit kann das Selbstwertgefühl stärken und Unsicherheit abbauen helfen. Dies hat sogar das Nationale

Institut für Alkoholmissbrauch und Alkoholismus in den USA festgestellt. Unter mäßigem Konsum versteht man pro Tag 0,2 Liter leichten Weins für eine Frau, bis 0,4 Liter für einen Mann. Diese Dosis reduziert negativen Stress und lässt Wohlbefinden aufkommen.

Wein löst Spannungen

In kleinen Mengen wirkt Wein fast immer anregend bis euphorisierend. Erst bei höherem Konsum kann es zu einer Dämpfung bestimmter Nervenfunktionen kommen. Wo die »Umschaltgrenze« liegt, muss jeder für sich ganz individuell herausfinden. Jedenfalls kann kaum ein anderes Getränk Spannungen besser lösen als Wein. Durch die Veränderung des Kalziumspiegels im Blut führt Stress zu Bluthochdruck, den moderater Weinkonsum vermindern kann (siehe dazu den Abschnitt »Blutkreislauf und Wein«, Seite 29ff.). Ein edler Tropfen in ruhiger Atmosphäre löst Ängste und schafft einen gewissen Gleichmut. Die Herzfrequenz (Puls) wird geringer, die Gefäße werden weit, der Blutdruck sinkt ab. All dies gilt bei mäßigem Konsum. Bei erhöhter Dosis kann überall das Gegenteil eintreten. Die individuell bedingte Schwelle kann bei einem halben Liter liegen, manchmal auch darüber. Also »ertränken« Sie Ihre Sorgen nicht im Wein.

> **»Der Wein ist die edelste Verkörperung des Naturgeistes.«**
> **Friedrich Hebbel, Dichter und Jurist (1813–1863)**

Weinrezept gegen den Stress

Empfehlung In meditativen Pausen während des Tages ein achtel Liter Wein langsam und genießerisch trinken, am besten den jeweiligen Lieblingswein. Wobei grundsätzlich gilt, dass Weißweine eher anregen, Rotweine stärker dämpfen und beruhigen.

Empfohlene Sorten Milde Weißweine für den Stressabbau am Tag. Geeignet sind **Chardonnay** aus Frankreich, Österreich oder Italien, **Weißburgunder** aus Deutschland und der Schweiz. Auch trocken ausgebaute Spätlesen, die sehr gehaltvoll sein können, sind gute Stresskiller.

Am Abend empfehlen sich die französischen Roten aus **Cabernet-Franc**-Trauben, **Bordeaux,** aber auch **Ahr-Burgunder** aus Deutschland oder die raren fränkischen Rotweine.

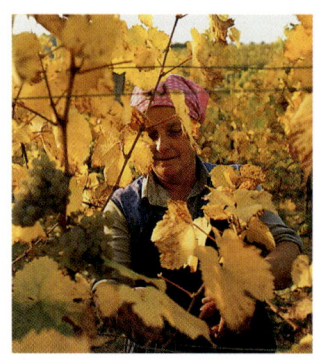

Richtig angewandt kann Wein unsere Gesundheit schützen.

Die Reblaus, eine Pflanzenlaus, vernichtete gegen Ende des vorigen und zum Beginn dieses Jahrhunderts die Ernten der großen europäischen Weinanbaugebiete.

Der Wein und das Immunsystem

Das Immunsystem ist für den menschlichen Organismus die Überlebensformel schlechthin. Wenn es in Unordnung gerät, schwach wird oder zusammenbricht, werden wir krank, bekommen chronische Leiden oder können daran sterben. Viren, Bakterien, Parasiten – der menschliche Körper ist von allen Seiten bedroht. Doch solange das schützende Immunsystem funktioniert, merken wir davon nichts. Wenn es versagt, ist unsere Gesundheit, unser Leben in Gefahr. Kein Arzt kann uns mehr helfen, wenn die körpereigene Abwehr endgültig von ihren Feinden überwunden ist. Krebserkrankungen, AIDS, Malaria, Pest und Cholera, Grippe, Asthma, rheumatische Beschwerden – all diese schlimmen Krankheiten besiegen uns oder werden besiegt, je nach dem Zustand unserer Abwehr. Dabei ist der Begriff »Abwehr« nur ein sehr unzureichender Ausdruck.

Wie funktioniert das Immunsystem?

Der menschliche Organismus vereinigt in sich ganze Armeen von Abwehrtruppen der unterschiedlichsten Art. Sie müssen harmonisch aufeinander abgestimmt sein, wenn der Schutz vor Krankheiten funktionieren soll. Vor einem Jahrzehnt wurde in der Medizin noch nahezu ausschließlich von der Stärkung des Immunsystems gesprochen, um gegen Krankheiten gewappnet zu sein. Heute ist Harmonisierung als wichtigste Bedingung eines effizienten Abwehrsystems erkannt. Die Abstimmung muss wie in einem Orchester oder einer hochtrainierten Truppe funktionieren – jede der Abwehrzellen im genau richtigen Verhältnis zu den anderen. Etwa 20 Prozent aller Zellen im Organismus sind ständig mit Abwehraufgaben unterschiedlichster Art befasst. Sie entstammen dem Knochenmark und heißen Leukozyten, Granulozyten und Makrophagen. Dazu kommen Lymphozyten, z. B. aus der Thymusdrüse.

Aufgaben der Abwehrzellen

▶ **Leukozyten** (weiße Blutkörperchen) können feindliche Zellen erkennen, angreifen und vernichten.

▶ **Granulozyten** sind einfache Fresszellen, die körperfeindliche Substanzen einschließen und sukzessive auflösen können.

▶ **Makrophagen** sind große Fresszellen, die leistungsfähigsten des Systems.

▶ **Lymphozyten** sind Killerzellen, die eingedrungene Keime vernichten.

▶ **Suppressorzellen** sorgen dafür, dass die Killerzellen nicht überhand nehmen und dem eigenen Organismus schaden.

Die moderne Gentechnologie verspricht, solche Abwehrzellen künstlich herzustellen und uns damit gegen Krebserkrankungen zu impfen. In jedem Augenblick entscheidet der Abwehrkampf unseres Immunsystems darüber, ob wir gesund bleiben oder erkranken.

Mit Wein lässt sich die Abwehrkraft des Immunsystems wirkungsvoll ergänzen.

Wein stärkt die Abwehrkräfte

In manchen Fällen führt starker Alkoholmissbrauch zu Leberzirrhose und in der Fortsetzung zu Leberkrebs. Achten Sie also vor allem auf maßvollen Weingenuss!

Kalifornische Wissenschaftler haben berechnet, dass »täglich zwei Gläser Rotwein« dazu führen, dass die dringend nötigen Antioxidanzien im Körper, die in der Lage sind, die gefährlichen freien Radikale zu neutralisieren, um 40 Prozent zunehmen. Zwei Gläser Rotwein – das ist die medizinisch empfohlene Menge. Dass sie täglich zugeführt werden muss, ist nicht nur angenehm, sondern auch erklärlich: Die Polyphenole des Weins, die Antioxidanzien also, werden jeden Tag von neuem gebraucht, weil auch ständig neue freie Radikale entstehen. Und die Antioxidanzien werden beim Kampf gegen diese freien Radikale verbraucht. Damit sie ihren Schutz weiterhin effektiv entfalten können, müssen immer genügend Antioxidanzien in Reserve vorhanden sein. Auch das im Rotwein enthaltene Magnesium, Vitamin E und die Flavonoide (natürliche Pflanzenfarbstoffe) wirken diesen freien Radikalen entgegen.

Wie viel Wein braucht das Immunsystem?

Daher die Forderung, täglich zwei Gläser Wein zu trinken. Für all diejenigen, denen Rotwein nicht schmeckt oder nicht bekommt, hier der Trost: Weißwein oder Rosé enthalten zwar weniger von den Antioxidanzien, aber immer noch genug, um die Schutzwirkung hervorragend zu erfüllen. Nach etwa 12 bis 18 Stunden klingt diese Wirkung ab. Deshalb muss die Zufuhr jeden Tag erneuert werden. Keinen Sinn macht es, die Woche über abstinent zu leben und dann am Wochenende 14 Gläser Wein auf einmal zu konsumieren. Das kann eher schaden und bringt die ganze Woche über keinen Schutz. Die richtige Lösung lautet: mäßig, aber regelmäßig.

Appelation controlée, die kontrollierte Herkunftsbezeichnung französischer Weine, erhalten nur Weinsorten, die den gesetzlichen Vorschriften entsprechen. Traubensorten, Weinanbaugebiet, Hektarhöchstertrag und Mindestalkoholgehalt sind vorgeschrieben.

Wie Wein dem Immunsystem hilft

Dass Wein das Immunsystem beeinflusst, ist seit langem erwiesen. Menschen mit einem moderaten Weinkonsum sind seltener krank als Abstinenzler. Die Abwehrkräfte von Weintrinkern sind optimal aufeinander abgestimmt. Das hängt damit zusammen, dass Wein in hohem Maß als Antioxidanz wirkt, wie bereits ausführlich dargestellt. Die in ihm enthaltenen Phenole, aber auch die verwandten Flavonoide, die ebenfalls in den Farbstoffen der Trauben enthalten sind, neutralisieren die gefährlichen freien Radikale.

Wie reagiert die Schilddrüse?

Mäßiger Weinkonsum regt außerdem die Schilddrüse leicht an. Dadurch wird die Widerstandskraft des Organismus gegen Infektionen und auch gegen Stressfolgen erhöht. Bei älteren Menschen wird durch diese anregende Wirkung auf die Schilddrüse deren altersbedingte Rückbildung teilweise kompensiert. Durch die Weinzufuhr nimmt die Schilddrüse vermehrt Jod auf und scheidet es langsamer wieder aus. Sie bleibt insgesamt vitaler.

Bei einer Überfunktion der Schilddrüse dagegen ist Wein absolut tabu. Er führt dann zu starkem Herzklopfen.

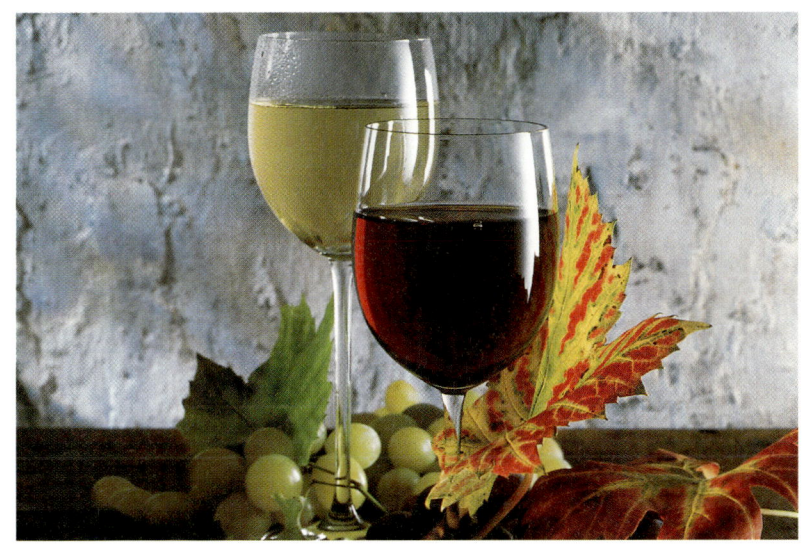

Generell ist Rotwein besser bekömmlich als Weißwein und wirkt stärker beruhigend. Dafür kann Weißwein mehr Giftstoffe aus dem Körper transportieren.

Wein optimiert die Abwehr

In den Gefäßwänden der Arterien kommt es bei Weintrinkern zu vermehrter Bildung von Stickstoffmonoxid. Dieses Molekül ist an vielen komplizierten Prozessen des menschlichen Organismus beteiligt, u. a. auch an der Optimierung der Zusammenarbeit unserer Abwehrorgane. Wein wirkt auch selbst als Abwehrsystem. Er kann schädliche Stoffwechselabfälle von Bakterien abbauen. Die gefährlichen Kolibakterien beispielsweise werden durch Weingenuss abgetötet.

Weißwein entgiftet besser als Rotwein

Als Bakterienkiller ist Weißwein nützlicher als Rotwein. Auch Staphylokokken (Eitererreger), die Abszesse verursachen und deren toxische Ausscheidungen Nahrungsmittel vergiften, werden vom Wein (vor allem von Weißwein) abgetötet (siehe dazu den Abschnitt »Wein als Antiseptikum«, Seite 55f.). Auch eine vorbeugende Wirkung gegen die Entstehung von Krebserkrankungen wird dem Wein wegen seiner immunologischen Wirkung zugeschrieben (siehe dazu den Abschnitt »Ist Wein ein Krebskiller?«, Seite 57f.).

Ein guter Wein hat »Charakter«. So bezeichnet der Önologe, der Weinwissenschaftler, die deutlich wahrnehmbare Besonderheit eines großen Weins.

Wein gegen Erkältungskrankheiten

In Frankreich gilt das folgende Hausmittel als das wirksamste bei fiebrigen grippalen Infekten: 1 Flasche Rotwein (0,75 Liter) öffnen, mit 10 bis 15 Gramm Zimt würzen und mit 4 bis 5 Stückchen Würfelzucker süßen. Die Flasche im Wasserbad langsam auf 60 °C erwärmen. Vor dem Trinken noch etwas Zitronenschale ins Glas geben. Pro Tag sollten Sie die Hälfte des erwärmten Rotweins trinken und ihn dabei auf 3 Portionen verteilen.

In der so genannten Volksmedizin wurde Wein schon immer als ein besonders wirksames Vorbeugungsmittel gegen Erkältungen betrachtet. Da Wein Bakterien und sogar Viren töten kann, hilft er gegen Schnupfen, Husten und grippale Infekte. Weintrinker sind vor Erkältungskrankheiten weit besser geschützt als Abstinenzler. Wer Grippe oder Bronchitis hat, kann mit Hilfe eines mäßigen Weinkonsums schneller wieder gesund werden. Der amerikanische Wissenschaftler S. Cohen hat nachgewiesen, dass bei moderaten Trinkmengen die Widerstandskraft gegen Erkältungskrankheiten um bis zu 85 Prozent ansteigt. Vor allem der Weißwein ist das Antierkältungsmittel schlechthin. Dabei hat er außerdem den Vorteil, weit besser zu schmecken als jede Pille.

Weinrezept gegen Erkältung

Bei Husten, Bronchitis, Fieber, Schnupfen, Gliederschmerzen und Kopfweh hilft trockener Weißwein am besten.

Empfehlung Auf den Tag verteilt sollte ein männlicher Patient bis zu vier Gläser (maximal 0,4 Liter) und eine Patientin etwa drei Gläser (maximal 0,3 Liter) trinken, am besten zu den Mahlzeiten.

Bei Schluckbeschwerden und Rachenentzündungen den Wein äußerst sparsam nippen und langsam über die Zunge hinunterlaufen lassen. Bei Bereitung von Glühwein den edlen Stoff niemals kochen, sonst werden hitzeempfindliche Vitamine zerstört.

Empfohlene Sorten Frische **Müller-Thurgau**-Weine aus Franken oder vom Kaiserstuhl. Sie enthalten relativ viel Eisen und Vitamin C, töten Bakterien und Viren zuverlässig ab und regen den Kreislauf an, machen wieder munter und helfen, die Abgeschlagenheit bei Erkältungskrankheiten zu überwinden.

Vorsicht Wenn Medikamente eingenommen werden müssen, unbedingt auf dem Beipackzettel nachsehen, welche Wechselwirkungen sich mit Alkohol ergeben können. Zwischen der Medikamenteneinnahme und dem Weingenuss müssen mindestens zwei Stunden liegen.

Besser atmen mit Wein

Luftverschmutzung, Rauchen, Übergewicht, Bewegungsarmut, Krankheiten wie Krupp, Bronchitis und Asthma – all diese Negativfaktoren belasten unsere Atmung. Ohne leistungsfähige Atmung aber leidet die Sauerstoffversorgung des Körpers. Die Lunge erschlafft, wenn die Atmung andauernd flach ist. Schadstoffe sammeln sich in den Verzweigungen der Bronchien an, und so kommt es bei Herzschwäche, Bluthochdruck, Eisenmangel und Fieber zu Atemnot. Der Gasaustausch (Kohlendioxid gegen frischen Sauerstoff) in den 300 Millionen Lungenbläschen wird beeinträchtigt.

Weintrinker atmen tiefer

Roséweine aus bestimmten Gebieten Deutschlands, die meist aus einer Spätburgundertraube gekeltert wurden, tragen ein Etikett mit der Bezeichnung »Weißherbst«.

Sie tun das auch etwas schneller als Abstinenzler. Das ist deutlich messbar. Die Lungenbläschen entspannen sich, weil der Kohlendioxiddruck nachlässt. Es wird eine Atemtiefe erreicht wie sonst nur im Schlaf bei absoluter Entspannung. Der Gasaustausch wird deutlich verbessert. Durch die Anregung des gesamten Atmungssystems regeneriert der Organismus rascher. Die Blutzirkulation wird verbessert. Ähnlich wie bei körperlicher Arbeit oder Sport gelangt die Atemluft bei Weingenuss leichter in all die feinen Verästelungen der Bronchien.

Was bewirkt die bessere Sauerstoffversorgung?

Schließlich führt diese bessere Sauerstoffversorgung zu einer Anregung des gesamten Stoffwechsels – es wird mehr Wärme erzeugt und das Abwehrsystem mobilisiert. Aufgrund seiner antibakteriellen und antiviralen (antibiotischen) Wirkung werden die Immunkräfte optimal harmonisiert (siehe dazu den Abschnitt »Wein stärkt die Abwehrkräfte«, Seite 49ff.) und der Kreislauf stabilisiert.
Auch bei Fieber kann trockener Weißwein das körpereigene Abwehrsystem unterstützen und wirkungsvoll zur Normalisierung der Körpertemperatur beitragen.

> # Weinrezept für bessere Atmung
>
> Es eignen sich vor allem milde Weißweine mit geringer Säure, die in den oberen Atemwegen nicht zu einer Reizung führen können.
>
> **Empfehlung** Am besten trinkt man die maximal empfohlene Menge (Männer etwa 0,3 bis 0,4 Liter, Frauen 0,2 bis 0,3 Liter) auf den Tag verteilt in kleineren Schlucken.
>
> **Empfohlene Sorten Weißburgunder** aus mitteleuropäischem Anbau (Deutschland, Italien, Österreich, Frankreich). Dieser milde Wein mit seiner geringen Säure und einem mittleren Alkoholgehalt wird trocken bis süß ausgebaut. Er kommt auch unter den Namen **Pinot Blanc** (z. B. **Chardonnay**), **Weißer Klevner** oder **Clävner** auf den Markt.

Asthma bronchiale

Füllt man den Rotwein vor dem Servieren in eine Karaffe um, so nennt das der Weinfachmann Dekantieren. Auf diese Weise kann der Wein mehr Sauerstoff aufnehmen und öffnet sich schneller. In der Regel dekantiert man vor allem wertvolle Rotweine.

Millionen Menschen leiden unter Atemwegserkrankungen. Asthma bronchiale ist zu einer regelrechten Volkskrankheit geworden. Dabei ist die Bronchialmuskulatur krampfartig verengt. Die Bronchialschleimhaut schwillt an. Die Bronchien produzieren einen zähen Schleim, der die Atmung zusätzlich erschwert. Asthma tritt anfallartig auf. Die Patienten haben Probleme, richtig auszuatmen und die verbrauchte Luft (Kohlendioxid) loszuwerden. Es bleibt mehr verbrauchte Luft als gewöhnlich in der Lunge zurück. Beim nächsten Atemzug kann deshalb nicht genug frische, sauerstoffreiche Luft eingeatmet werden. Die unvollständige Ausatmung bewirkt außerdem, dass die Lungen mit der Zeit immer mehr aufgebläht werden. Auf all diese genannten Atemwegserkrankungen hat Wein eine positive Wirkung. Speziell bei Asthma ist es seine krampflösende Funktion.

Wein bei einer drohenden Lungenentzündung

In der französischen Weinmedizin wird mit Wein sogar drohenden Lungenentzündungen vorgebeugt. Bei Bronchitis und Bronchialentzündungen kann mäßiger Weinkonsum ebenfalls sehr heilsam sein und spürbare Linderung verschaffen.

Wein als Antiseptikum

Der große Hippokrates und seine Schüler übernahmen die alten ägyptischen Überlieferungen der Wundheilung. Am Nil hatte alle Medizin ihren Ursprung. Wein wurde dort innerlich und äußerlich angewandt. In Griechenland führte Hippokrates – Vater aller Ärzte – den Wein zur Fiebersenkung, als Stärkungsmittel und zur Wunddesinfektion ein.

Galenus – der Wundarzt

Als die Römer das Erbe Griechenlands antraten, analysierte der berühmte Mediziner Galenus die therapeutischen Möglichkeiten des Weins und entwickelte Rezepte, wie man ihn auch äußerlich anwenden könnte, um Wunden schneller auszuheilen. Für Umschläge und Wickel, Massagen und Einreibungen verwendete Galenus ausgesuchte Weine. Offene Wunden behandelte er mit weingetränkten Tüchern. Wein war zu dieser Zeit das einzige Antiseptikum, das bei Wundinfektionen zur Verfügung stand. Wunden waren bei den römischen Truppen jahraus, jahrein zu heilen. Auch aus diesem Grund nahmen

Bei Wunden wird die Vernarbung durch Reinigung mit Wein günstig beinflusst. Hormone der Nebennierenrinde und der Schilddrüse unterstützen die äußere Anwendung von Wein.

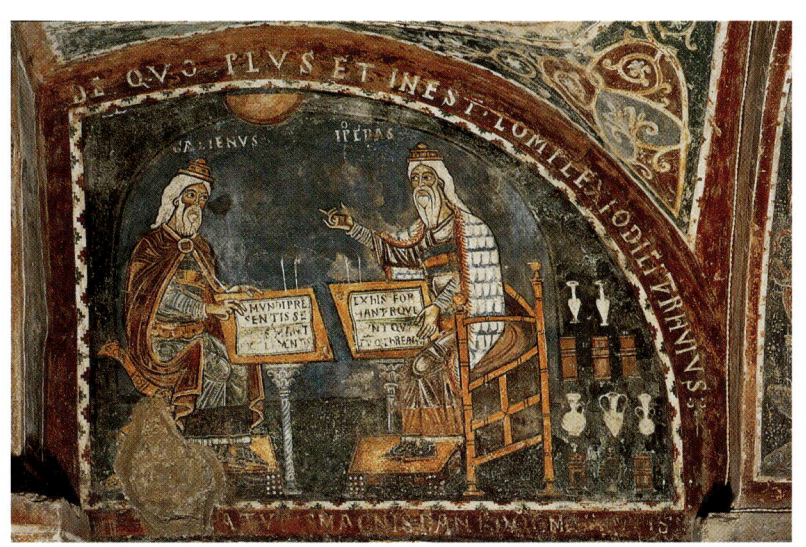

Galenus und Hippokrates waren die bedeutendsten Ärzte der Antike; ihre Lehren galten als Basis für die wissenschaftliche Heilkunde. Beide wendeten Wein erfolgreich als Medizin an.

55

die Legionen stets Wein mit ins Feld. Der römische Schriftsteller Plinius fasste das Ansehen, das der vergorene Rebensaft im antiken Weltreich genoss, in dem Satz zusammen: »Der Nutzen des Weines kann der Kraft der Götter gleichgesetzt werden.«

Auch bei Entzündungen hilft ein guter Tropfen

Die Entzündungshemmung des Weins war also schon den Ärzten im Altertum bekannt. In der Bibel wird die desinfizierende und heilende Wirkung, die man mit Wein bei einer offenen Wunde erzielen kann, in dem Gleichnis vom barmherzigen Samariter erwähnt. Überliefert ist auch, dass bei der rituellen Beschneidung von Männern weingetränkte Tücher zur Desinfektion verwendet wurden. Die mit Wein gereinigten Wunden sollen besonders schnell vernarbt sein.

Da Wein die Mineralstoffe Magnesium, Silizium und Kalzium reichlich enthält, können selbst Verbrennungen mit Wein behandelt werden. Die kombinierte äußerliche und innerliche Anwendung von Wein empfiehlt sich bei Infektionen. Die antibakterielle Wirkung wird durch mäßigen Weinkonsum vorteilhaft ergänzt, wenn z. B. Eisen in den Zellgeweben besonders gebraucht wird. Die Weine des Médoc (Frankreich) werden seit jeher als gute Eisenlieferanten geschätzt.

Bei Hautausschlägen, Ekzemen, nach Prellungen und Abschürfungen kann ein Weinumschlag Hilfe bringen. Vor allem Rotwein mit seinem hohen Anteil an Gerbstoff (Tannin) wirkt adstringierend (zusammenziehend), blutstillend, antibakteriell, antibiotisch, wundreinigend und vernarbend.

Weinrezept gegen Entzündungen

Empfehlung Bei Wunden und Verbrennungen Wein als Erste-Hilfe-Maßnahme auf sterile Mullkompressen geben und zur Kühlung und Desinfektion auflegen. Anfänglich alle zwei Stunden wechseln, später bei Bedarf. Vorsicht bei Selbstmedikation! Sobald wieder ärztlicher Rat zur Verfügung steht, sollte man einen Termin vereinbaren.

Empfohlene Sorten **Médoc**-Weine sind zwar berühmt, aber nicht gerade preiswert und stehen vielleicht auch nicht zur Verfügung, wenn sie im Notfall gebraucht werden. Grundsätzlich ist jeder durchgegorene Wein (Naturwein) zur äußerlichen Behandlung einer Entzündung geeignet, z. B. **Beaujolais** oder **Chianti**; selbstverständlich auch Weißweine, z. B. ein nicht zu säurereicher Wein wie der **Silvaner** oder der **weiße Burgunder**.

Ist Wein ein Krebskiller?

Die meisten Franzosen machen in Sachen Krebsvorsorge fast alles falsch: Sie essen fett und ausgiebig, achten nicht auf ausreichend Ballaststoffe (Weißbrot überall), bewegen sich viel zu wenig, rauchen viel. Aber eines machen sie garantiert richtig: Sie trinken Wein zu jedem Essen. Damit gerät wieder das französische Paradoxon ins Blickfeld: Trotz ihrer ungesunden Lebensweise haben die Franzosen die gesündesten Herzen in Europa und außerdem eine erstaunlich niedrige Krebsrate – viel niedriger als die der gesundheitsbewussten Amerikaner. Frankreich ist die Nation mit dem höchsten Weinkonsum in Europa. Ihr Pro-Kopf-Verbrauch an Wein ist dreimal so hoch wie bei den Deutschen. 64,5 Liter werden pro Kopf der Bevölkerung jährlich getrunken (Deutschland: 22 Liter). Und am Wein liegt es nach Auffassung renommierter Wissenschaftler, dass Herz-Kreislauf- und Krebserkrankungen in Frankreich, verglichen mit anderen Nationen, unterdurchschnittlich vertreten sind.

Und noch ein Wort zu den Polyphenolen

Vor allem die Polyphenole im Wein wie Resveratrol und Querzetin sind es, die neben dem Alkohol so positiv wirken (siehe dazu das Kapitel »Kultur und Heilkraft des Weins«, Seite 6ff.). Sie neutralisieren die gefährlichen freien Radikale, die u. a. für die Entstehung von Krebserkrankungen verantwortlich sind.

Der dänische Forscher Morton Gronbeck stellte 1996 die so genannte Kopenhagen-Studie vor und erregte damit weltweit Aufsehen: »Unsere Studie deutet ganz offensichtlich darauf hin, dass es im Wein Stoffe oder Faktoren gibt, die sich vorteilhaft gegen Krebserkrankungen auswirken.« Bei moderatem Weingenuss ist also von einer vorbeugenden Wirkung gegen Krebserkrankungen auszugehen. Bei unmäßigem Konsum tritt aber auch hier das Gegenteil ein. So wurde beispielsweise eine Risikoerhöhung der Brustkrebsrate bei Frauen ab einer Menge von 30 bis 40 Gramm Alkohol täglich festgestellt.

Dank des Weins, den die Franzosen zu ihren meist sehr fetten Speisen trinken, liegt die Rate der Krebserkrankungen in Frankreich niedriger als bei den amerikanischen »Gesundheitsfanatikern«.

Das Huhn in Rotwein ist ein Klassiker der französischen Küche. Baguette und ein Glas Burgunder runden das Mahl ab.

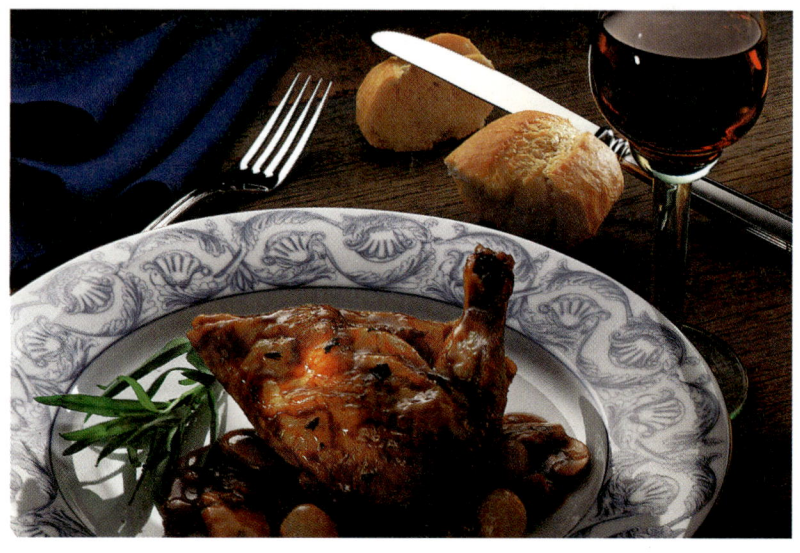

Weinrezept gegen Krebserkrankungen

Feine Weißweine dunkeln beim Altern nach: Für einen jungen weißen Burgunder (Mersault) ist ein kühles, blasses Strohgelb mit zarten grünlichen Reflexen typisch. Nach Jahren der Lagerung wird er bernsteinfarben.

Empfehlung Die Erfahrung zeigt, dass im Rotweinland Frankreich der Krebstod wesentlich seltener in der Statistik auftaucht als anderswo. Deshalb gilt Rotwein als probates Mittel zur Vorbeugung von Krebserkrankungen aller Art. Auch die meisten Ärzte für Naturheilkunde sind seit langem überzeugt davon, dass der in den Trauben enthaltene Farbstoff Anthozyan (siehe dazu den folgenden Abschnitt »Farbstoffe im Wein«, Seite 59) die gesamte Zellatmung verbessert und so gefährliche Oxidationen verhindert.

Zu jedem Essen sollte man deshalb sein Glas roten Wein trinken. Außerdem ein weiteres Glas zum Abschluss des Tages als entspannenden Schlummertrunk und Antioxidanz für die Nacht.

Empfohlene Sorten Trockener Rotwein aus den bevorzugten Lagen Frankreichs (Burgund, Champagne, Haute-Médoc, Bordeaux), aber auch anderer europäischer Länder, beispielsweise deutscher Rotwein von der Ahr oder aus Mittelfranken (Ipsheim), **Erlauer Stierblut** aus Ungarn, **Nebbiolo** aus Italien und **Trollinger** aus Südtirol (Vernatsch) und Württemberg.

Farbstoffe im Wein

Farbstoffe sind in allen Traubensorten enthalten, meist in einem Gemisch aus Gelb und Grün. Bis heute ist ihre Wirkung auf den menschlichen Organismus umstritten. Aber einigen Farbstoffen werden teilweise medizinische Eigenschaften zugesprochen. So soll der Farbstoff Querzetin das allgemeine Wohlbefinden fördern, den Blutdruck senken, die Koronargefäße erweitern und den Kapillarschutz verstärken. Daneben soll Querzetin zusätzlich die Wirkung von Vitamin C erhöhen und die Muskulatur entkrampfen. Der Farbstoff Oenin schließlich soll bakteriostatische (keimhemmende) und bakterientötende Fähigkeiten besitzen.

Ein Abendessen zu zweit mit Wein aus Burgund

Huhn à la Bourgogne

Zutaten: 6 große Champignons, 75 g Butter, 1 junges, in 5 Teile geteiltes Huhn, 1 EL Mehl, Salz, Pfeffer, 75 g Schinkenspeck, 12 Perlzwiebeln, 2 Schalotten, 6 Estragonblätter, 1 Prise Muskatnuss, 1/2 l guter Burgunderwein

Zubereitung: Die Champignons werden blättrig geschnitten und in 25 Gramm Butter geschmort, bis sie leicht gebräunt sind, dann beiseite stellen. Die Hühnchenteile werden in Mehl gewälzt, gesalzen und gepfeffert. Das meiste der übrigen Butter wird in einer Kasserolle zerlassen, die Champignons und die Bratbutter sowie der in kleine Würfel geschnittenen Schinkenspeck ebenfalls hineingeben. Dann gibt man die kleinen Perlzwiebeln hinzu und brät sie etwa 3 Minuten lang, bis sie goldgelb sind. Jetzt ist es Zeit, die vorbereiteten Hühnchenteile in der Kasserolle anzubraten und sie zusammen mit Schalotten, Estragon und Muskat weiterbraten zu lassen.

Zum Schluss gießt man 1/2 Liter Rotwein darüber und lässt das Gericht zugedeckt bei geringer Hitze etwa 30 Minuten lang schmoren. Ab und zu etwas Bratensaft über das Geflügel geben – so zieht das Aroma gut ein. Dazu schmeckt besonders gut frisches Baguette und natürlich 1 Glas Burgunderwein.

»Wein ist der befeuernde Geist aller Feste und der König aller Getränke.« Theodor Heuss, deutscher Politiker (1884–1963), in seiner Dissertation über den Wein seiner schwäbischen Heimat

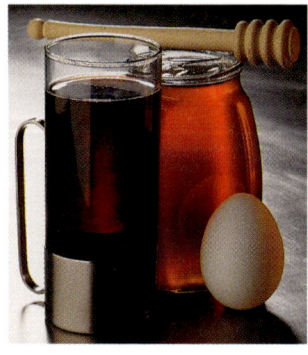

Ein Cocktail aus Wein, Ei und Honig steigert den Appetit und unterstützt die Darmarbeit.

Der Wein und die Verdauung

Ärger, Wut und Frustrationen haben oft die Nebenwirkung, dass uns nichts mehr schmeckt. Wir haben einfach keinen Appetit. Doch es gibt auch die so genannten Problemesser, die bei Ärger nicht mehr vom Kühlschrank wegkommen.

Nach Krankheiten, in der Rekonvaleszenz, schmeckt es oft nicht so richtig. Vielleicht fehlt es an Bewegung und frischer Luft, vielleicht sind Medikamente oder Ängste einem auf den Magen geschlagen. Gegen dieses Gefühl und gegen Appetitlosigkeit hilft seit eh und je ein Gläschen Wein als Hausmittel.

Mit Wein schmeckt alles besser

Bei älteren Patienten, deren Appetit vermindert ist und die zu Untergewicht neigen, kann die appetitanregende und stärkende Wirkung des Weins noch erhöht werden: Lassen Sie Rotwein im Wasserbad langsam warm werden, und rühren Sie vorsichtig 1 Eigelb und 1/2 Teelöffel Honig ein.

Wenn das Bukett in die Nase steigt, wenn das würzige Nass über die Zunge läuft, wenn der Wein die Mundhöhle benetzt, dann kommt es zu einem starken Speichelfluss. Die Geschmacksknospen auf der Zunge werden sensibilisiert. Auch im Magen beginnen die Säfte zu fließen. Wenn sich dazu ein angenehmer Essensduft nach Gemüse und Braten gesellt, ist die appetitanregende Wirkung des Rebensafts schon fast garantiert.

Sie hält übrigens eine ganze Weile an, egal ob wir etwas essen oder nicht. Dabei wird nicht nur die reine Verdauungsarbeit vorbereitet, die beispielsweise der Speichel mit seinen Enzymen leistet. Auch der Geschmack der Speisen wird durch den Weingenuss erst richtig erschlossen. Dann ist Essen nicht mehr nur Sättigung oder Beruhigung unserer menschlichen Grundbedürfnisse, sondern echte orale Lust. Dass wir dabei auch noch etwas für unsere Gesundheit tun, erhöht das Behagen. Wein steigert also Freude und Genuss am Essen. Das ist ein nicht zu unterschätzender Gesundheitsfaktor.

Weinrezept für den guten Appetit

Jeder gute Wein, der zum Essen gereicht wird, kann den Appetit anregen.

Empfehlung Appetitanregend kann oft ein älterer, nicht zu schwerer Rotwein sein, der etwa eine halbe Stunde vor den Mahlzeiten getrunken wird (Männer maximal ein Viertel, Frauen ein Achtel). Bei Abneigung gegen Rotwein oder Unverträglichkeit des Tannins empfiehlt sich ein spritziger, trockener Weißwein. Er eignet sich für jüngere wie ältere Menschen und lässt jedes Essen besser schmecken.

Empfohlene Sorten Der richtige Rotwein zur Appetitanregung ist ein kräftiger **Limberger**, auch als **Lemberger** oder **Blaufränkisch** bekannt. Die besten wachsen in Württemberg und in Österreich. Sie sind vollmundig, anregend, haben einen mittleren Alkoholgehalt, nicht zu viel Tannin und einen mittleren Säureanteil. Diese Weine gibt es trocken bis halbtrocken. Als appetitanregende Weißweine kommen ein fruchtiger, rassiger **Riesling** infrage oder auch ein rieslingähnlicher **Kerner** oder ein würziger **Müller-Thurgau**. Außerdem die Sorten **Ehrenfelser**, **Faber** oder **Rieslaner**. Diese drei sind Neuzüchtungen mit fruchtigem bis rassigem Charakter, mittlerem Alkoholgehalt und mittleren Säurewerten. Für die appetitanregende Wirkung, die damit erzielt werden soll, kann man getrost bei den hier empfohlenen deutschen Weinen bleiben. Sie sind allesamt von sehr guter Qualität und brauchen Vergleiche mit ausländischen Gewächsen nicht zu scheuen.

Ein guter Tropfen gegen die Appetitlosigkeit

Im Krankheitsfall oder bei Appetitlosigkeit, die zum Gesundheitsrisiko werden kann, setzen Ärzte oft Medikamente ein, die bestimmte Nerven im Verdauungstrakt aktivieren sollen. Diese Medikamente setzen am Nervensystem an und machen als Nebenwirkung müde. In den USA hat man die alte Volksweisheit aus den traditionellen Weinländern der Alten Welt wissenschaftlich untersucht, wonach Wein den Appetit anregt. Der Beweis ist gelungen. Bei untergewichtigen Patienten wurde die Appetitlosigkeit erfolgreich durch eine Anregung der Verdauungsdrüsen mit Wein überwunden. Gleichzeitig konnte die Verdauungstätigkeit aktiviert werden. Zusätzlich gelang es, den Stuhlgang bei Personen, die zu Verstopfung neigten, zu normalisieren.

Als Aperitif kann man einen Muskateller oder auch einen Riesling servieren; zu Meeresfrüchten einen Silvaner, einen Pinot oder wieder einen leichten Riesling; zum Fisch natur, in Sauce oder gegrillt, einen guten Riesling; zur Leberpastete einen schweren Tokaier und zum Roquefort einen Gewürztraminer.

Wein ist der wahre Magentröster

Der Wein ist das gesündeste und hygienischste aller Getränke, befand der berühmte französische Chemiker Louis Pasteur. Auch für das sensible Organ, das unser Magen nun einmal ist, kann er eine große Hilfe sein. Ältere Menschen, deren Magensäureproduktion zu wünschen übrig lässt, klagen oft darüber, dass ihnen Speisen schwer im Magen liegen. Sie freuen sich über die wohltuende Wirkung, die ihnen ein Glas Wein zum Mahl beschert. Dass Wein zu einem guten Essen genauso gehört wie Salz, Pfeffer und andere Gewürze, haben sich amerikanische Forscher von 15 000 Personen bestätigen lassen.

Das Ergebnis ihrer Untersuchungen lautet: Wer Wein zum Essen trinkt, ist weniger anfällig für Krankheiten als jeder Abstinenzler und hat auch noch gesundheitliche Vorteile vor denen, die ihren Wein nicht zu den Mahlzeiten, sondern zu anderen Zeiten trinken.

Empfehlung: Marinierte Garnelen begleiten Sie mit einem frischen, einfachen, trockenen Weißwein (z. B. Sauvignon Blanc). Artischocken mit Vinaigrette munden mit einem kräftigen Weißwein (z. B. Macon).

Wein als idealer Menübegleiter

Die wohltuende Wirkung des Weins auf den Magen lässt sich auch während eines schweren Essens oder eines mehrgängigen Menüs feststellen. Das vegetative Nervensystem regt beim Weingenuss die Drüsen der Magenschleimhaut an. Die Durchblutung des Magens nimmt zu, es entsteht ein angenehmes Wärmegefühl. Gleichzeitig werden auch die Bauchspeicheldrüsen- und die Gallensekretion angeregt. Der Alkohol steigert die Magenmotorik – und damit verbessert er die Verdauung. Der Mageninhalt wird intensiver durchmischt und stetig in Richtung Magenausgang transportiert. Außerdem werden Fett und Eiweiß durch Alkohol schneller aufgespalten, was ebenfalls zur Förderung der Verdauung beiträgt.

Von der Säureproduktion

Durch die verstärkte Säureproduktion sterben unerwünschte Bakterien ab, was die Verträglichkeit so mancher Speisen sehr deutlich erhöht – z. B. wenn Mayonnaise im Spiel ist, aber auch, wenn es sich um Salat oder diverse Milchprodukte handelt. Wer Wein zum Essen trinkt, nimmt mehr Vitamin B12 auf (ganz wichtig für die Blutbildung). Bei einem gesunden Magen ist durch mäßigen Weingenuss eine Übersäuerung nicht zu befürchten. Denn: Der Säuregehalt im Wein bewegt sich in einem pH-Bereich von etwa 2,8 bis 4,0. Das entspricht etwa dem Säurewert der Magensäfte.

Wie unser Magen funktioniert

Leer ist der Magen etwa 20 Zentimeter lang und kann eineinhalb bis zweieinhalb Liter Speisen aufnehmen. Er liegt unter dem Zwerchfell im linken Oberbauch. Sein tiefster Punkt befindet sich etwa in Höhe des Nabels. Seine Form ist die eines nach unten enger werdenden birnenförmigen Beutels, der durch den Ringmuskel des Magenpförtners geschlossen ist. Oben, am Mageneingang, mündet die Speiseröhre ein. Die Schleimhaut, mit der unser Magen ausgekleidet ist, sondert Magensaft ab, der Salzsäure, Schleim und Verdauungsenzyme enthält. Im Magen werden die Eiweißstoffe der Nahrung zerkleinert.

Der Magen leistet Schwerstarbeit

Die Magenmuskulatur durchmengt den Speisebrei. Fett durchwandert den Magen unverdaut. Durch einen komplizierten Mechanismus fordert unser Darm – das eigentliche Verdauungsorgan – jeweils so viel Nahrungsbrei aus dem Magen an, wie er gerade verarbeiten kann. Dann öffnet sich der Magenpförtner, und ein nächster Schub ergießt sich in den Zwölffingerdarm. Im Lauf eines Menschenlebens, mit einer durchschnittlichen Dauer von 75 Jahren, passieren ca. 30 Tonnen Nahrung und 50 000 Liter Flüssigkeit den Verdauungstrakt. Wenn wir sehr fett essen, bremsen Hormone den Verdauungsfluss – denn der Darm kann Fett nur langsam abbauen. Deshalb liegen ölige und fettige Speisen »ewig« im Magen. Auch hastig hinuntergeschlungene, schlecht gekaute und ballaststoffarme Nahrungsmittel hemmen die Magenentleerung.

Ein paar Anregungen zum Käse: Probieren Sie Roquefort mit Sauternes, Münster mit Gewürztraminer und Ziegenkäse mit jungem Sancerre. Sie werden drei unterschiedliche Harmonien kennen lernen.

63

Weinrezept für den Magen

Empfehlung Ältere Menschen mit nachlassender Magensekretion sollten vor, während und nach dem Essen einem säurehaltigen Weißwein zusprechen. Ein Glas Weißwein ist auch jedem jüngeren, gesunden Menschen als Verdauungshilfe zu empfehlen.

Wer allerdings von einem ohnehin übersäuerten Magen geplagt wird, muss bei Weißwein vorsichtig sein. Ihm kann stattdessen ein säurearmer Roter empfohlen werden.

Vorsicht Die Gerbsäure (Tannin) wird nicht von jedem Magen vertragen. Probieren geht auch hier über studieren. (Am Ende des Kapitels über die Leber werden eine Reihe von säure- und alkoholarmen, milden Weiß- und Rotweinen empfohlen.)

Empfohlene Sorten Zur Unterstützung der Verdauung (bei normaler oder zu wenig Magensäure): **Riesling** aus Deutschland oder dem Elsass. Auch ein trockener **Sekt** oder **Champagner** kann wohltuend sein. Für Personen mit Neigung zu Übersäuerung des Magens empfiehlt sich stattdessen ein milder Rotwein, beispielsweise aus dem französischen Médoc (Haute Médoc) oder ein **Merlot** aus dem Tessin. Dieser Wein ist mit 12 bis 14 Prozent zwar recht hochprozentig (sparsam trinken!), aber sehr säurearm und von einem angenehm wärmenden Feuer.

Auch bei Blähungen, die nicht nur lästig, sondern manchmal sehr schmerzhaft sind, können junge, trockene Weißweine Abhilfe schaffen. Ihre Mineralsalze und Spurenelemente, die sie enthalten, und die Kohlensäure regeln die Darmtätigkeit auf natürliche Weise.

Gut gegessen – gut verdaut

Was im Magen – dem Vorrats- und Aufbereitungsbehälter für unsere Nahrung – beginnt, setzt sich dort fort, wo die eigentliche Verdauung stattfindet: im Darm. Die Sekretion der einzelnen Verdauungsdrüsen wird angeregt, die Peristaltik (zusammenziehende Bewegungen, die den Speisebrei transportieren) verstärkt sich. Da Wein auch einen gewissen Anteil an Kohlensäure enthält, der bei der Gärung anfällt, wirkt er, besonders wenn er jung ist, frisch und spritzig.

In der Verdauung bewirkt Kohlensäure eine Erweiterung der Gefäße im Magen-Darm-Bereich. Dadurch wird schneller resorbiert, Nährstoffe und auch der Alkohol gelangen rascher ins Blut. Ein träger Darm wird durch Weingenuss angeregt, solange die empfohlene Menge von

0,2 Liter pro Tag für Frauen und 0,3 bis 0,4 Liter für Männer nicht überschritten wird. Hohe Alkoholmengen können der Verdauung allerdings nachhaltig schaden.

Was tun gegen Darmträgheit?

Bei Darmträgheit und Verstopfung sollte die übliche Diät durch einen leichten, jungen Weißwein ergänzt werden. Dadurch können Abführmittel entbehrlich werden. Auf Reisen ist Wein der beste Garant für die Vermeidung von Magen-Darm-Infektionen. Vor allem Weißwein hat sich hier bewährt – und zwar schon seit der Antike. Griechen und Römer (vor ihnen schon die Ägypter) haben zum Essen stets Wein oder Weinschorle getrunken, um Durchfälle und Bauchweh zu vermeiden. Weißwein tötet sogar Cholerabakterien (Vibrio cholerae, Kommabazillus genannt) ab. Das wurde schon vor Jahrzehnten im Experiment bewiesen. Die bakterizide Wirkung von Weißwein im Verdauungstrakt übertrifft die aller anderen alkoholischen Getränke bei weitem. Die Kombination aus Säuren, Alkohol und den speziellen Phenolen aus den Traubenschalen führen zu dieser Wirkung.

Wein hemmt die Bildung von Gallensteinen

Wein zum Essen regt nicht nur die Verdauungssäfte von den Speicheldrüsen im Mund bis zur Bauchspeicheldrüse an, sondern beugt u. a. auch der Bildung von Gallensteinen vor. Das hängt mit dem Einfluss des Weins auf den Cholesterinstoffwechsel (siehe dazu den Abschnitt »Stichwort ›Cholesterin‹«, Seite 24f.) zusammen. Zwei Gläschen Wein zum Essen können auch hier eine Prophylaxe sein.

Seit Jahrmillionen Alkohol?

Alkohol ist dem menschlichen Organismus keineswegs fremd. Wir besitzen ein Enzym, das den Alkohol aufspaltet und abbaut: Bei der Nahrungsumwandlung in unserem Verdauungstrakt hinterlassen die beteiligten Bakterien neben Vitaminen immer auch kleine Mengen von

Rotwein = Krankenwein? Rotweine sind besonders verträglich für Magen und Darm. Sie beruhigen eher, während Weißweine anregend wirken. Mineralstoffe, Spurenelemente und Vitamine sind im Rotwein oft etwas höher konzentriert. Sie sind hervorragend geeignet zur Regeneration des Organismus und besonders gut bekömmlich.

Alkohol – bis zu mehreren Gramm pro Tag. Dieser Alkohol wird, wie auch der, den wir durch Getränke zu uns nehmen, über den Blutkreislauf zur Leber transportiert und dort abgebaut. Da wir im genetischen Sinn seit Jahrmillionen verdauen – und zwar immer auf die gleiche Weise –, ist unser Organismus ebenso lange schon an das Prinzip des Alkoholabbaus gewöhnt.

Übrigens nehmen wir mit einer ganzen Reihe von vermeintlich alkoholfreien Nahrungsmitteln, wie Obstsaft oder Sauerkraut, immer auch kleinere Mengen von Alkohol auf. Alkohol ist unserem Körper vertraut. Und was geschieht nun mit all den Schoppen, die wir zu den Mahlzeiten oder in geselliger Runde trinken?

Wasser zum Wein zu reichen ist immer empfehlenswert – und da können wir von Italienern, Spaniern und Franzosen lernen. Ein Drittel Wein und zwei Drittel (Mineral-)Wasser ergeben ein sehr wirksames Verdauungsmittel. Rot- oder Weißweinschorlen haben eine besonders hohe antibakterielle Wirkung.

Wie baut unser Organismus den Alkohol ab?

Ein Teil des Alkohols wird bereits im Mund und im Magen durch die Schleimhäute resorbiert. Der größte Teil fließt jedoch in den Dünndarm und geht von dort in das Blut über. Je länger der Wein und damit auch sein Alkoholgehalt mit den aufgenommenen Speisen im Magen verbleibt, umso mehr Alkohol wird bereits von dort ins Blut übergeleitet. Allerdings wird auch im Magen Alkohol abgebaut. Die Schätzungen bewegen sich zwischen 5 und 20 Prozent. Je größer dieser Anteil ist, umso weniger Alkohol gelangt ins Blut und wirkt berauschend. Dabei gibt es sehr große individuelle Unterschiede. Die meisten Frauen bauen beispielsweise weniger Alkohol im Magen ab, werden also schneller beschwipst.

Anregende Wirkung

Auf leeren Magen genossen wirkt Alkohol rascher. Hochprozentige alkoholische Getränke (Schnaps) erzeugen einen höheren Alkoholspiegel als z. B. Weinmengen mit dem gleichen Gehalt an Alkohol. Schnaps gelangt zügiger ins Blut. Auch Bier, Sekt und Champagner wirken rasant. Bei diesen Getränken liegt es an ihrem hohen Kohlensäuregehalt. Durch Kohlensäure weiten sich die Gefäße, und der Alkohol wird schneller aufgenommen.

Wie viel Wein darf man trinken?

Das britische Gesundheitsministerium hat offizielle Richtlinien für den Genuss von alkoholischen Getränken erlassen. Sie heißen »Sensible Drinking – Guidelines«. In diesen Richtlinien wird die Menge, die gesundheitliche Vorteile bringt und negative Wirkungen nicht befürchten lässt, mit 24 Gramm Alkohol pro Tag für Frauen und mit 32 Gramm für Männer angegeben. Das wären bei einem Wein mit 11 bis 12 Prozent Alkohol (typisch für deutsche Weine) für Frauen etwa 0,25 bis 0,30 Liter pro Tag (ein viertel Glas) und für Männer etwa 0,4 Liter pro Tag (rund eineinhalb Viertel).

Diese Richtwerte beruhen auf neuesten wissenschaftlichen Erkenntnissen. Sie wurden 1995 erlassen und enthalten durchaus noch eine Sicherheitsreserve in Bezug auf die Dosis. Das bedeutet, auch wenn diese Werte einmal etwas überschritten werden, ist noch kein gesundheitlicher Schaden zu befürchten.

»Essen ist ein Bedürfnis des Magens, Trinken eines der Seele.«
Claude Tillier, französischer Schriftsteller (1801–1844)

Weinrezept für die Verdauung

Empfehlung Zur allgemeinen Verdauungsförderung empfiehlt sich jeweils ein Glas Wein zu den Mahlzeiten – mittags ein frischer Weißwein, abends ein leichter Rotwein. Sie sollten vor dem Essen bereits einen Schluck trinken, den Rest während des Essens und als Digestif. Gegen Verstopfung empfiehlt es sich, auch abends beim spritzigen Weißwein zu bleiben.

Zur Vorbeugung vor Darminfektionen ist ein viertel Liter Weißwein zum Essen die ideale Medizin. Trinken Sie auf Reisen den in Ihrem Reiseland üblichen Wein. In Nichtweinländern empfiehlt sich ein trockener Weißwein, nicht älter als drei Jahre, aus europäischem Anbau.

Empfohlene Sorten Zur Verdauungsförderung, bei Blähungen und bei Verstopfungen am besten einen trockenen **Sekt** oder einen jungen, spritzigen, trocken ausgebauten **Moselwein**.

Bei Durchfall eignet sich besonders ein weißer **Burgunder (Pinot Blanc)** aus Deutschland oder Frankreich. Der meist volle, kräftige Wein ist sehr antibakterizid und wird trocken bis süß ausgebaut. Auch ein junger italienischer **Chianti** oder **Valpolicella** kommt in Betracht.

Regelmäßig Wein – was sagt die Leber dazu?

Zu diesem anscheinend heiklen Kapitel zuerst ein paar Fakten: Die wenigsten Weintrinker sterben an den Symptomen Leberentzündung – Fettleber – Leberzirrhose. Leberzirrhose ist eine chronische Erkrankung der Leber, bei der das gesunde von entzündetem Gewebe verdrängt wird und zu narbigen Schrumpfungen führt. Sie kann nicht geheilt werden. Ein Großteil aller Fälle von Leberzirrhose, bis zu 50 Prozent, wie von Fachleuten geschätzt wird, ist nicht auf Alkoholmissbrauch zurückzuführen. Auch Abstinenzler können durchaus an einer kranken Leber leiden.

Andererseits entstehen bei etwa einem Drittel aller Alkoholiker auch nach jahrelangem Alkoholmissbrauch keine Leberschäden. Trotzdem sollte man unbedingt Rücksicht auf seine Leber nehmen und sie nicht mit übermäßigem Weinkonsum belasten.

Vorsicht: Bei einer geschädigten oder bereits kranken Leber ist Alkohol in jedem Fall streng verboten!

»Eine Leber und zwei Nieren sind drei gute Gründe, um Maß zu halten.« Französische Volksweisheit

Wie viel Alkohol lässt eine Zirrhose entstehen?

Es gibt Untersuchungen, die zu dem Ergebnis kommen, man müsste mindestens fünf Jahre lang konsequent 160 Gramm Alkohol pro Tag konsumieren (das sind fast zwei Liter Wein), um mit einer hohen Wahrscheinlichkeit seine Leber zu zerstören. Andere Studien weisen darauf hin, dass nur fünf Prozent aller Zirrhosen allein durch Alkohol verursacht werden. Und bei alkoholabstinenten Moslems sind Leberzirrhosen sogar relativ weit verbreitet. Wer durch Alkoholkonsum einen Leberschaden bekommt, ist nicht vorherzusagen. Es gibt eine Reihe von Faktoren, die dabei eine Rolle spielen, z. B. das Alter, Geschlecht, die Veranlagung oder Ernährungsweise.

Dennoch gilt es, die Warnung der Medizin zu beherzigen: Zu viel Alkohol kann Leberschäden verursachen. Es ist also unbedingt Vorsicht geboten. Unmäßiger Alkoholgenuss wirkt sich in unterschiedlichster Weise schädlich auf den Organismus aus. Das zeigt sich deutlich auch nach einer durchzechten Nacht.

Mäßiger Weingenuss kann die Leber entlasten

Was in den letzten Jahren allerdings kaum zum Thema gemacht wurde, ist die positive Wirkung, die mäßiger Weingenuss auf unsere Leber ausüben kann – vor allem mit zunehmendem Alter. Denn dann nimmt das Gewicht unseres großen Entgiftungsorgans (bei einem gesunden Erwachsenen wiegt es etwa eineinhalb Kilogramm) stetig ab. Der Gehalt an Kollagenfasern in der Drüse steigt an. Die Syntheseleistung der Leber lässt nach, und auch ihre Durchblutung wird stark eingeschränkt. Nach Erkenntnissen von Leberexperten nimmt sie zwischen dem 25. und dem 65. Lebensjahr um 55 bis 60 Prozent ab. Die Leber als zentrales Stoffwechselorgan leidet unter dieser Durchblutungsabnahme. Und damit werden auch ihre Einflüsse und anregenden Wirkungen auf das Immunsystem abgeschwächt und nur noch unzureichend wahrgenommen. Sogar die Entgiftungsleistung ist deutlich beeinträchtigt.

Wein sorgt für eine bessere Durchblutung der Leber

Alkohol, vor allem Wein in mäßiger Dosierung, führt zu einer Gefäßerweiterung auch in der Leber. Dadurch wird deren Durchblutung wieder deutlich gesteigert. Die Sauerstoffzufuhr erhöht sich, dem Alterungsprozess und damit auch der Einschränkung der Leberfunktionen wird vorgebeugt.

Vom Abbauvermögen der Leber

In einer Studie wurde nachgewiesen, dass durch sparsamen Weingenuss nach kurzer Zeit die Gesamtdurchblutung der Leber um ca. 65 Prozent zunimmt. Diese stärkere Durchblutung hält etwa 90 Minuten lang an. Auch dadurch erklärt sich ein Teil der verdauungsfördernden Wirkung von Wein. Die Leber ist dasjenige Organ, das den genossenen Alkohol fast allein abbaut (zu 90 Prozent). Eine gesunde Leber schafft pro Stunde etwa acht bis zehn Gramm. Wird mehr Alkohol aufgenommen, läuft er praktisch unverändert durch die

Die gesunde Leber baut pro Stunde bis zu zehn Gramm Alkohol ab. Trotzdem nicht zur Nachahmung anregen sollte die Erkenntnis, dass eine Flasche Wein täglich kein akutes Gesundheitsrisiko darstellt.

Weinrezept zur Anregung der Leberfunktionen

Empfehlung Möglichst Weine mit einem allenfalls mittleren Alkoholgehalt auswählen. Den Weingenuss sollte man auf die Mahlzeiten beschränken. Vor, während und nach dem Essen den Wein in kleinen Schlucken trinken.

Empfohlene Sorten Morio Muskat aus Deutschland. Dieser Weißwein mit dem kräftigen Muskatbukett hat einen geringen bis mittleren Alkohol- und einen geringen Säuregehalt. Er wird trocken bis lieblich ausgebaut.

Silvaner (Deutschland, Schweiz, Südtirol), der eine milde Säure und keinen hohen Alkoholgehalt aufweist.

Traminer (Gewürztraminer) aus dem Elsass. Dieser säurearme Weißwein mit dem würzig, rassigen Bukett hat allerdings einen etwas höheren Alkoholgehalt.

Saint Laurent aus Frankreich. Dieser gehaltvolle Rotwein mit dem feinen Bukett hat nur mittlere Alkoholgehalte, mittlere Tannin- und Säurewerte und wird trocken ausgebaut.

Bei Blasenentzündungen kann ein mäßiger Weingenuss angezeigt sein. Vor allem Weißwein ist wegen seiner starken antibakteriellen Wirkung und auch aufgrund seiner diuretischen (harntreibenden) Eigenschaften empfehlenswert.

Leber hindurch und wird vom Blut aufgenommen. Wer pro Stunde nicht mehr als ein Gläschen (ein achtel Liter) trinkt, ist etwa mit dem Abbauvermögen seiner Leber auf gleicher Höhe und dürfte keine Auswirkungen auf seinen Blutalkohol bemerken.

Wein gegen Nierensteine und Blasenleiden

Wer mäßig, aber regelmäßig Wein trinkt, vermindert sein Risiko, Nierensteine zu bekommen, um fast 40 Prozent. Das ist das Ergebnis einer Reihe seriöser Studien. So hat z. B. der amerikanische Wissenschaftler G. C. Curhan 1996 herausgefunden, dass schon ein viertel Liter Wein täglich genügt, um das Nierensteinrisiko abzusenken. Wie ist das zu erklären? Auf gesunde Nieren wirkt sich Weinkonsum derart aus, dass die Ausscheidung der Nieren erhöht wird. Dieser verstärkte Harnfluss kann auch Salze und Harnsäure ausschwemmen. Damit wird die Bildung von Nierensteinen gehemmt.

Wein tut den Nieren gut

An über 45 000 Männern im Alter von 40 bis 75 Jahren konnte die so genannte »Health Professionals Study« der Harvarduniversität Boston diese Wirkungen nachweisen. Es wurde der Einfluss von 21 Getränken auf die Nierensteinbildung untersucht. Das Ergebnis war eindeutig: Während Apfelsaft und Grapefruitsaft das Nierensteinrisiko bei einem täglichen Konsum von einem viertel Liter sogar um 35 bis 37 Prozent steigerte, senkte der Genuss der gleichen Menge Wein das Nierensteinrisiko um 39 Prozent. Bier erreichte eine Senkung von 21 Prozent, Tee von 14 Prozent, Kaffee von 10 Prozent. Milch, Wasser und Orangensaft blieben ohne Einfluss.

Wie Wein den Nieren hilft

Die harntreibende und blutgefäßerweiternde Wirkung der Phenolverbindungen im Wein ist das Geheimnis, das hinter dieser Nierensteinprophylaxe des Rebensafts steckt. Die Nieren bilden innerhalb des Blutkreislaufs eine Art Filter für die Abbauprodukte des Eiweißstoffwechsels. Alles, was dem Organismus in einer zu starken Konzentration schaden kann, wird herausgefiltert und ausgeschieden. Darunter auch die Stoffe, aus denen Nierensteine bestehen: Harnsalze, Ammoniak, Harnstoff, Säuren und weitere kleinste Bestandteile. Sie werden bei Genuss von Wein schneller ausgeschieden und können auf diese Weise nicht zu Nierensteinen auskristallisieren. Das alles gilt jedoch nur für Menschen mit gesunden Nieren.

Eine ernste Warnung vor Wein gilt für Menschen mit massiven Gesundheitsproblemen wie Magenschleimhautentzündung (Gastritis), Nerven-, Hirn-, Leber- und Nierenschäden.

Weinverzicht bei Nierenerkrankungen

Bei Nierenerkrankungen sollte auf Wein besser verzichtet werden. Zwar hat der Weingenuss keine ursächliche Bedeutung bei der Entstehung von Nierenentzündungen oder -missbildungen. Aber wenn diese Erkrankungen eingetreten sind, ist eine Verschlimmerung infolge von Weinkonsum nicht auszuschließen. Halten Sie sich dann unbedingt an die Anweisungen Ihres Arztes!

Weinrezepte für Nieren, Blase und Prostata

Empfehlung Ein viertel Liter zum Essen ist die beste Nierenpflege. Intakte Nieren reagieren darauf mit einer stärkeren Durchblutung und vermehrter Harnausscheidung.

Empfohlene Sorten Bei gesunden Nieren eignen sich alle Weine von **Achkarrer** (Baden) bis **Zierfandler** (Österreich) zur Anregung ihrer Funktionen und damit zur Vermeidung von Nierensteinen.
Beispiele: **Beaujolais** und **Bordeaux**, **Chablis** und **Chianti**, **Gutedel** und **Merlot**, **Riesling** und **Trollinger**.

Im Vergleich zum Riesling besitzt der Silvaner weniger Säure. Seine klaren Vorteile liegen für den Winzer im leichteren Anbau, der früheren Reife und im doppelten Ertrag. Er ist reich an Mineralien und wirkt harntreibend.

Empfehlung für Nieren und Blase

Wenn eine chronische Nephritis (Nierenentzündung) vorliegt, kann ein sehr mäßiger Weingenuss eventuell nützlich sein oder zumindest nicht schaden (bei akuten Entzündungen ist Wein allerdings absolut verboten). Sprechen Sie auf jeden Fall mit Ihrem Arzt!
Empfohlene Sorten Leichte Rotweine wie **Trollinger** oder **Portugieser** aus Deutschland oder Südtirol. Ein Glas zu den Mahlzeiten (0,2 Liter) unterstützt durch seinen hohen Mineralgehalt die Regeneration der Nierenzellen und fördert die Blasentätigkeit.

Empfehlung bei einer Prostatavergrößerung

Hier ist im Prinzip nur eine Sorte unter den Weißweinen wirklich verträglich, nämlich **Silvaner**.
Empfohlene Sorten Fränkische Lagen, wo **Silvaner** seit jeher heimisch ist und mild ausgebaut wird. Zur Sicherheit nur in geringen Mengen (ein Achtel zum Essen) und eventuell zu einem Drittel mit Wasser gemischt trinken. Rotweine sind vor allem aus alkohol- und säurearmen Lagen mit einem hohen Tanningehalt (verzögert die Resorption) geeignet, z. B. **Cabernet Franc**, **Saint Laurent**, **Trollinger** oder **Schwarzriesling**.

Empfehlung bei Blasenleiden

In diesen Fällen werden halbsüße Weine zur Millieuverbesserung und zur Pflege der Blase insgesamt empfohlen. Durch ihre Konsistenz können sie die Vermehrung der Keime hemmen. Anzuraten sind ein bis zwei Gläser Wein pro Tag. Während einer akuten Blasenentzündung sollte allerdings auf Alkohol verzichtet werden.
Empfohlene Sorten Ein milder **Bacchus**, eine **Huxelrebe** oder ein lieblich ausgebauter **Kerner** (alle aus deutschen Anbaugebieten) oder ein süßer **Muskateller** aus Italien oder Frankreich.

Jetzt besser kein Glas Wein

Bei einer Prostatavergrößerung kann Weingenuss unter Umständen zu einer Harnverhaltung führen. (Besprechen Sie dies bitte mit Ihrem Arzt!) Welche Weine dabei welche Wirkung haben können, lesen Sie in den Weinrezepten auf Seite 72 nach.

Wie wirkt Wein bei Diabetes mellitus?

Alkohol erhöht die Sensitivität des Insulins – also des Hormons, das den Blutzuckerspiegel reguliert. Es schleust den Zucker aus dem Blut heraus in die Zellen. In verschiedenen Untersuchungen wurde festgestellt, dass bei einem Alkoholgenuss von 30 Gramm und mehr pro Tag der Insulinspiegel im Blut ansteigt. Dadurch sinkt der Blutzuckergehalt ab. Dieser Mechanismus kann bei Alkoholikern mit hohem Weinkonsum sogar zu gefährlichen Erscheinungen von Unterzuckerung (Hypoglykämie) führen. Bei einem mäßigen Weingenuss sind dagegen nur geringe Auswirkungen auf den Blutzucker zu erwarten.

Die gute Nachricht – Zuckerkranke dürfen in Maßen Wein trinken

Wein schadet keinesfalls. Im Gegenteil: Er kann sogar nützlich sein, wenn es um die Senkung des Blutzuckerspiegels geht. Immer wieder wurde und wird beobachtet, dass bei mäßigen Trinkern z. B. die Nüchternblutzuckerwerte sinken. U. a. wird dies auf eine Art Blockierung der Insulinaseaktivität in der Leber zurückgeführt. Insulinase ist ein Enzym, das Insulin im Gewebe abbaut. Wenn dieser Prozess durch Weingenuss unterbunden wird, verstärkt sich naturgemäß die Insulinwirkung. Bei der Auswahl der Weine sollten Diabetiker aber darauf achten, dass sie durchgegorene Weine konsumieren, in denen sich möglichst kein oder fast kein Restzucker befindet. Diese Weine sind in Deutschland erkennbar am gelben Weinsiegel und der Aufschrift »Für Diabetiker geeignet«.

Diabetiker können aufatmen. Ein durchgegorener, trockener Weiß- oder Rotwein mit unter vier Gramm Zucker pro Liter führt zu keiner Erhöhung des Blutzuckerspiegels und keinem Ansteigen der Ketonkörper.

Worauf Diabetiker achten sollten

Mancher Winzer gibt auf seinem Etikett neben Jahrgang, Lage, Qualitätsstufe, Alkoholgehalt und dem Hinweis, ob der Wein trocken oder halbtrocken ist, auch die genaue Menge des vergärbaren Restzuckers an. Durchgegorene Weine enthalten in der Regel höchstens noch 0,5 bis 1 Gramm Restzucker. Diabetiker sollten darauf achten, dass ihr Wein niemals mehr als vier Gramm Traubenzucker (Glukose) pro Liter enthält. In jedem Fall sollten Zuckerkranke ihren Weinkonsum – genauso wie den Ernährungsplan – mit ihrem behandelnden Arzt absprechen.

Vorsicht: Durch Alkoholgenuss kann bei diabetischen Stoffwechselstörungen die Wirkung von Insulin massiv beeinträchtigt werden.

Diabetes mellitus und Folgekrankheiten

Neben seiner Wirkung auf den Insulinspiegel besitzt der Wein eine Reihe günstiger Einflüsse auf die Folgeerkrankungen von Diabetes mellitus: Herzschwäche, Durchblutungsstörungen und Magen-Darm-Beschwerden (siehe das Kapitel »Der Wein und das Herz«, Seite 24ff., und den Abschnitt »Gut gegessen – gut verdaut«, Seite 64ff.).

Weinrezept für Diabetiker

Empfehlung Wegen der möglichen blutzuckersenkenden Wirkung von Wein sollten Diabetiker ihn ausschließlich dann trinken, wenn gleichzeitig Nahrung aufgenommen, also Zuckerausgangsstoffe zugeführt werden. Und das bedeutet, zu jeder Mahlzeit sind ein achtel bis ein viertel Liter trockener, leichter Weiß- oder Rotwein erlaubt.

Empfohlene Sorten Cabernet Franc und **Cabernet Sauvignon**. Die Rotweine aus diesen, vor allem in Frankreich (Bordeaux) angebauten Rebsorten sind edel, rassig, sehr trocken, allerdings auch ziemlich alkoholreich.

Ein trockener **Trollinger** aus Württemberg oder ein **Groß-Vernatsch** aus Südtirol weist dagegen nur einen geringen bis mittleren Alkoholgehalt auf.

An Weißweinen sind vor allem die trockenen Weißburgunder (**Chardonnay**) aus Frankreich zu empfehlen (alkoholreich) oder trockene **Gutedel**, **Silvaner** oder **Rieslingweine** mit eher geringem bis mittlerem Alkoholgehalt.

Wein gegen die Gifte im Körper

Durch falsche Ernährung, Rauchen und erhöhte Umweltbelastungen gelangen viele Giftstoffe in unseren Organismus, die große Schäden anrichten können, wenn sie nicht konsequent abgebaut und ausgeschieden werden.

Wer Wein trinkt, regt die Ausscheidungsorgane Nieren und Leber kräftig an. Sie werden viel stärker durchblutet. Dadurch erhöhen die Nieren ihre Ausscheidungskapazität. Sie schwemmen mehr Giftstoffe aus dem Körper. Die Leber wird zu einer wesentlich höheren Stoffwechseltätigkeit angeregt. Auch dadurch können vermehrt Gifte abgebaut und unschädlich gemacht werden.

Die Schroth-Kur

Rheumatische Beschwerden, Gicht, Entzündungen, vegetative Ermüdung, Verdauungsprobleme, Impotenz, Unfruchtbarkeit und chronische Krankheiten bis hin zu Krebserkrankungen können von Giften im Körper ausgelöst werden. Entgiftungskuren haben deshalb eine große Bedeutung erlangt. Eine ganz spezielle Kur zu diesem Zweck ist die Schroth-Kur. Sie gilt als älteste Heilfastenkur, dient der Entgiftung und Entschlackung des Organismus und bedient sich u. a. des Weins als Entgiftungs- und Heilmittel. Neben abwechslungsreichen Fastenspeisen und dem schrothschen Dunstwickel wechseln sich spezielle Trocken- und Trinktage ab.

Dabei bestimmt gerade der Wein über Erfolg und Heilwirkung. Kalorienarmes Essen, Ausleitung von Giften durch Schwitzpackungen und die entgiftende Wirkung des Weins werden kombiniert. Was an Schlacken im Körper steckt und durch Fasten und Schwitzen bereits gelöst ist, das schwemmt der Wein hinaus. An den Trockentagen erhält der Körper äußerst wenig Flüssigkeit. Dadurch soll er die Ausscheidungen konzentrieren. An den Trinktagen wird so viel Flüssigkeit zugeführt, wie man mag – und zwar trockener Weißwein. So wird die Ausscheidungsleistung der Nieren verstärkt.

Bereits im 40. Kapitel der Regeln des Benediktinerordens mit dem Titel »Über das Maß des Trinkens« empfahl der heilige Benedikt (um 480–550) einen Hemina (etwa 0,4 Liter) Wein als tägliche Ration für Kranke.

Die positive Wirkung des Weins

Durch den Wein gelangen wertvolle Stoffe und Substanzen wie Mineralien, Spurenelemente und Vitamine in den Organismus. Wein wird bei der Schroth-Kur auch als Medikament und Stärkungsmittel eingesetzt. Das Hungern, Dürsten und Schwitzen wird auf angenehme Weise immer wieder unterbrochen durch den Genuss von Wein, was die Kur sehr abwechslungsreich und sinnenfroh macht – im Gegensatz zu den reinen Fastenkuren oder den Nulldiäten.

Anwendungen

Schroth-Kuren werden in diversen Kurkliniken angeboten. Manchmal werden heute statt Wein Obst- und Gemüsesäfte gereicht, was in der Originalkur selbstverständlich nie vorgesehen war. Die bekannte und bewährte Weinkur wurde von dem schlesischen Bauern und Naturheiler Johann Schroth (1798–1856) entwickelt.

Das Originalverfahren

»Es liegen im Wein allerdings produktiv machende Kräfte sehr bedeutender Art; aber es kommt dabei alles auf Zustände und Zeit und Stunde an, und was dem einen nützet, schadet dem anderen.« Johann Wolfgang von Goethe an Eckermann

In einem siebentägigen Turnus, der drei- bis sechsmal wiederholt wird, sind jeweils der erste, der dritte und der fünfte Tag »trocken«. Jegliches Getränk ist dann verboten. Es dürfen ausschließlich altbackene Semmeln und trockene Dörrzwetschgen (Backpflaumen) in beliebiger Menge verzehrt werden.

Der zweite und der sechste Tag sind »kleine Trinktage«, d. h., dass am Nachmittag ein Glas (ein viertel Liter) angewärmter, trockener Wein getrunken werden darf. Dazwischen isst man altbackene Semmeln. Abends darf dann der Durst noch mit bis zu einem halben Liter (kaltem) Wein gelöscht werden. Tagsüber werden an diesen »kleinen Trinktagen« ebenfalls wieder harte Semmeln und Dörrzwetschgen in beliebiger Menge gekaut. Zum Mittagessen gibt es einen dicken Brei aus Reis, Grieß oder Grütze, mit Zucker und Zitronensaft verfeinert. Der vierte und der siebente Tag sind jeweils »große Trinktage«. Diese beginnen mit einem Glas erwärmtem Wein. Tagsüber darf ein ganzer

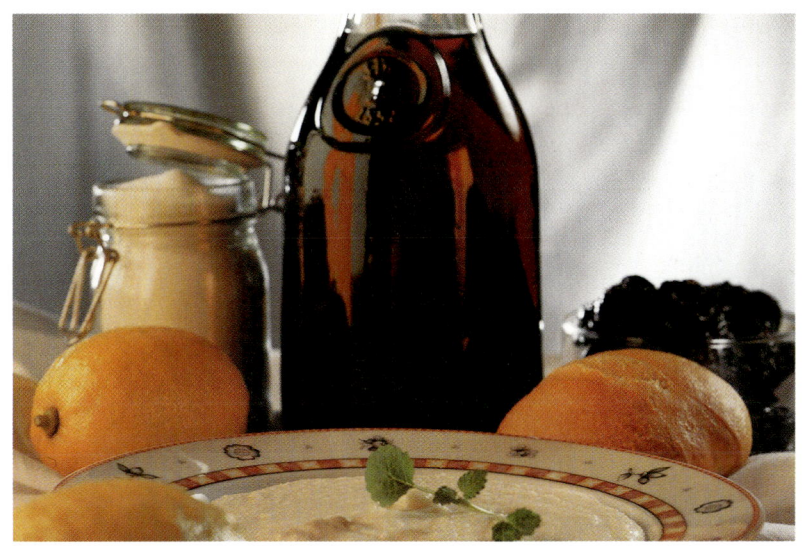

An den kleinen Trinktagen stehen drei viertel Liter Wein, Reisbrei mit Zucker und Zitrone, Semmeln und getrocknete Zwetschgen auf dem schrothschen Speiseplan.

Liter Wein getrunken werden (nicht angewärmt). Mittags gibt es eine dicke Suppe, nochmals Brei und als Nachspeise etwas Kompott. Tagsüber ist Kurgebäck mit Dörrzwetschgen erlaubt.

Während der gesamten Kur wird jeden Morgen eine warme Ganzwaschung durchgeführt. Tagsüber stehen Spaziergänge (kein Jogging), Atemübungen, Luft- und Sonnenbäder auf dem Programm. Die Nächte verbringt man für sechs bis acht Stunden in einer feuchten, heißen Dreiviertel- oder Ganzpackung. Nach dem Schweißerguss wird trockenfrottiert.

Entgiften mit Schroth

Neben der Entgiftung, Entschlackung und Bekämpfung des Übergewichts wird mit der Schroth-Kur eine Vielzahl von Krankheiten und Beschwerden in Sanatorien behandelt. Dazu gehören Gelenk-, Muskel- und Knochenerkrankungen, Hautkrankheiten, Beeinträchtigungen des Nervensystems, Herz-Kreislauf-Beschwerden, chronische rheumatische Probleme, Nieren-, Blasen- oder Leberleiden, Erkrankungen der Atemwege, Kopfschmerzen, Migräne und verschiedene Frauenkrankheiten.

»Wein erfrischt matte Kräfte, Traurigkeit verscheucht er, alle Müdigkeit der Seele verjagt er.« Augustinus, Kirchenlehrer (354–430)

Weinrezept zur Körperentgiftung

Empfehlung Zur gezielten Entschlackung und Entgiftung die tägliche Wein-ration kurzzeitig (eine Woche lang) verdoppeln. Den Wein zu den Mahlzeiten und am Abend trinken. Während dieser Woche zur Unterstützung der Körper-entgiftung zweimal in die Sauna gehen. Neben dem Wein viel Mineralwasser trinken – mindestens das Doppelte der Weinmenge.

Empfohlene Sorten Mittelschwere Rotweine wie **Beaujolais**, **Frühburgun-der (Pinot Madeleine)**, **Nebbiolo** (Italien) oder **Chianti**.
Weißweine sollten betont trocken sein. Am besten sind **Rieslinge** (Mosel oder Elsass), außerdem **Kerner** (rieslingähnlich) aus dem Taubertal (Deutschland).

Italiens edelste Traubensorte, die rote Nebbiolo oder Spanna genannt, ist im Piemont zu Hause. Aus ihr werden die berühmten Weine Barolo und Barbaresco erzeugt. Beide Weine entfalten sich am besten nach 8 bis 20 Jahren.

Nach Beendigung der Schroth-Kur wird die Ernährung mit Fleisch-brühe, Kartoffelbrei, leicht verdaulichem Gemüse, Eiern und zartem, gegartem Fleisch wieder normalisiert.

Wein sorgt für die schlanke Linie

Endlich ein Genuss ohne Reue – zumindest, wenn er in Maßen erfolgt. Schon bei flüchtiger, unwissenschaftlicher Betrachtung kann man es erkennen: Weintrinker haben – logisch – keinen Bierbauch. Und von Weinbäuchen ist nichts bekannt.

Eine Studie der Universität von North Carolina in den USA hat es jetzt bewiesen: Sowohl bei Frauen als auch bei Männern wurden günstige Verhältnisse des Hüftumfangs zum Taillenumfang gemessen, wenn sie Weintrinker waren. Da dieses Verhältnis Hüfte zu Taille als Größe für das Risiko von Herz-Kreislauf-Erkrankungen gilt, ist das Ergebnis über den Schlankheitseffekt hinaus von großer Bedeutung. Untersucht wurden mehr als 123 000 Frauen und Männer zwischen dem 45. und 65. Lebensjahr. Verglichen wurden Weintrinker und Konsumenten anderer alkoholischer Getränke wie Bier, Brandy oder Sekt. Die Wein-trinker schnitten deutlich besser ab als alle anderen. Frauen erzielten gegenüber den Männern deutlich bessere Ergebnisse – je mehr sie dem Wein zusprachen, umso schlanker blieben sie.

Hüfte und Taille – Apfel oder Birne?

Wer schmale Hüften hat und darüber einen dicken Bauch, hat ein erhöhtes Risiko für Herz-Kreislauf-Erkrankungen. Der Form nach wird dieser Typ auch als Apfeltyp bezeichnet. Wer stattdessen einen flachen Bauch sein Eigen nennt und dafür Fett an den Hüften ansetzt, ist der Form nach ein Birnentyp. Sein Risiko für Herz-Kreislauf-Erkrankungen ist deutlich niedriger als das des Apfeltyps. Das Verhältnis Taille zu Hüfte wird so berechnet: Man misst den Taillenumfang und teilt diese Zahl durch den gemessenen Hüftumfang. Ergeben sich dabei Werte von 0,9 bis 1,0 oder darüber, ist das Herz-Kreislauf-Risiko signifikant erhöht. Bei Werten um 0,8 und niedriger ist das Risiko dagegen deutlich vermindert.

Weintrinken regt den Stoffwechsel an

Interessant ist, dass die Kalorien im Wein (ein viertel Liter leichter Weißwein hat immerhin ca. 90 Kilokalorien oder 380 Kilojoule) ganz offenbar nicht in Fettpolstern landen. Ernährungswissenschaftler erklären sich dieses Phänomen damit, dass der menschliche Stoffwechsel durch Weingenuss derart angeregt wird, dass insgesamt mehr Nährstoffe verbrannt werden als durch den Wein hinzukommen. Dadurch lässt sich beispielsweise auch erklären, weshalb die Schlemmernation Frankreich vorwiegend aus schlanken Menschen besteht.

»Wein zehrt«, heißt es im deutschen Volksmund. Aber in Deutschland ist das Glas Wein zum Essen noch immer die Ausnahme, nicht die Regel.

Weinrezept für die schlanke Linie

Empfehlung Trockene Weine – täglich ein Glas (0,2 Liter) zu jeder Mahlzeit, Frauen etwas weniger. Besonders wirksam: Weinschorle. Sie regt ebenfalls den Stoffwechsel an, so dass mehr Kalorien verbrannt werden, ist aber selbst weniger gehaltvoll (nur etwa 30 Kilokalorien pro Viertelliter).

Empfohlene Sorten Trocken ausgebauter **Riesling**, **Silvaner** oder **Kerner** aus Deutschland, Rosé oder Rotwein aus Frankreich, Südtirol, Deutschland, z. B. **Meraner** aus Südtirol oder **Trollinger** aus Württemberg. Auch trockener **Portugieser Weißherbst** aus deutschen Landen ist sehr empfehlenswert.

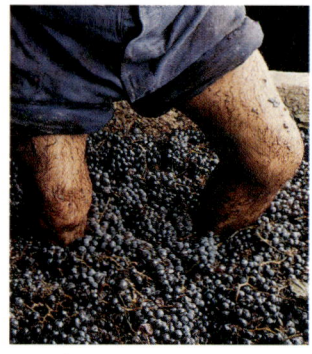

Der Rebensaft ist auch gut für den Bewegungsapparat.

Der Wein und die Gelenke

In neueren Untersuchungen über die Wirkungen von Wein auf den menschlichen Körper haben französische Wissenschaftler eine anti-rheumatische Wirkung entdeckt. In Regionen Frankreichs, in denen besonders viel Wein getrunken wird, gibt es auffallend weniger Menschen mit rheumatischen Beschwerden als in anderen Landesteilen. Inzwischen wurden diese Erkenntnisse untermauert. Es ließ sich statistisch nachweisen, dass in akuten Stadien von Arthritis ein bis zwei Gläser Rotwein (Viertellitergläser) sehr günstige Auswirkungen auf das Krankheitsbild zeigen. Bei rheumatischer Arthritis werden stattdessen leichte Weißweine empfohlen.

Wer Wein trinkt, bleibt beweglich

Auch bei Gelenkdegenerationen konnten positive Wirkungen infolge des Weingenusses festgestellt werden. Empfohlen werden leichte Weißweine von vulkanischen Böden.

Bei chronischer Arthrose raten die französischen Mediziner zu Rotweinen aus südlichen Regionen. Besonders die in diesen Weinen enthaltenen höheren Mangananteile sollen sich günstig auf rheumatische Beschwerden auswirken.

Gicht ist auf Stoffwechselstörungen zurückzuführen. Sie kann bei Nieren- oder Blutkrankheiten auftreten oder vererbt sein. Leichte Weiß- und Roséweine sorgen für Abhilfe – durch eine Reduzierung der Harnsäure.

Was tun bei Gicht?

Diese durch einen hohen Harnsäurespiegel verursachte Krankheit der Gelenke (meist eine Folge von Fehlernährung und Veranlagung) kann durch Rotweine (vor allem Burgunder) und Sekt (Champagner) noch verstärkt werden. Meiden Sie also kräftige Rotweine und spritzigen Sekt. Aber es ist keinesfalls jeglicher Weingenuss verboten.

Weinrezept bei Gicht

Empfehlung Sie dürfen – nach Rücksprache mit Ihrem Arzt – ein bis zwei kleine (Achtelliter-) Gläser eines leichten Weißweins ausschließlich zu den Mahlzeiten trinken.

Empfohlene Sorten Leichte **Silvaner** aus Franken oder Südtirol, außerdem **Gutedel** vom Kaiserstuhl oder **Auxerrois** aus Frankreich.

Leichte Weißweine können dank ihrer alkalisierenden Eigenschaften sogar die Harn- und Oxalsäure reduzieren. Da gleichzeitig durch den Weingenuss auch die Harnausscheidung gefördert wird, kann eine Besserung der Beschwerden eintreten.

Stichwort »Osteoporose«

Eine der häufigsten Krankheiten des Bewegungsapparats ist der Knochenschwund (Osteoporose). Allein in Deutschland sind davon etwa sechs Millionen Menschen betroffen. Neben gestörter Kalziumaufnahme aus dem Darm, hohem Phosphatgehalt des Bluts, fehlender Sexualhormone und deutlichem Bewegungsmangel ist die verstärkte Hormonproduktion der Schild- und Nebenschilddrüsen verantwortlich für den langsamen, aber stetigen Abbau der Knochensubstanz. Zu den wichtigsten prophylaktischen Maßnahmen zählen regelmäßige körperliche Bewegung und kalzium-, mineralstoff- und vitaminreiche Kost. Besonders viel Kalzium enthalten Milch und Milchprodukte. Und auch kalziumhaltiger Wein in vernünftiger Dosierung bietet sich quasi zur Vorbeugung an.

In Deutschland werden etwa 50 Rebsorten angebaut. Die wichtigsten unter den Weißweinen sind Müller-Thurgau, Riesling, Silvaner, Kerner, Scheurebe, Morio-Muskat, Traminer, Ruländer und Weißburgunder. Unter den Rotweinen sind dies Blauer Spätburgunder, Portugieser und Trollinger.

Auch gegen Osteoporose ist ein Wein gewachsen

Wer mäßig, aber regelmäßig Wein trinkt, erreicht damit einen deutlichen Anstieg seiner Knochendichte. Das ist das Ergebnis neuerer wissenschaftlicher Studien aus Kalifornien. Bei einer leichten Trinkkur ist

Weinrezept gegen Osteoporose

Empfehlung Kalzium- und phosphorbetonte Rotweine zu den Mahlzeiten (täglich zwei Gläser). Außerdem Weißweine, die auf kalkigen Lagen wachsen. Am besten mittags Weißwein, abends Rotwein.

Empfohlene Sorten Frankenweine von den Hängen der Tauber, der Frankenhöhe (Jura) und des Mains (Muschelkalk). Weine von den Terrassen an Saale und Unstrut (Freyburg/Naumburg). Alle Lagen, die auf entsprechenden Böden wachsen, kommen infrage. Erkundigen Sie sich bei Ihrem Weinhändler oder Winzer nach den exakten Anbaubedingungen.

diese höhere Knochendichte bereits nach einer Woche einwandfrei messbar.

Das ist eine äußerst erfreuliche Nachricht vor allem für die weiblichen Weintrinker. Da bei ihnen mit zunehmendem Alter und abnehmender Östrogenproduktion die Entkalkung der Knochen besonders stark voranschreiten kann, ist ab Mitte 30 der regelmäßige Weinkonsum besonders empfehlenswert.

Das gilt im übrigen auch für Männer. Bei ihnen ist der Strukturabbau zwar nicht so sehr verbreitet wie bei Frauen, hat aber ebenfalls eine deutlich steigende Tendenz.

Die elf Anbaugebiete für deutschen Tafelwein sind Ahr, Hessische Bergstraße, Mittelrhein, Nahe, Rheingau, Rheinhessen, Rheinpfalz, Mosel-Saar-Ruwer, Franken, Württemberg und Baden.

Die gute Nachricht besonders für Frauen

Mit zunehmendem Alter wird Wein immer besser vertragen, bedingt durch die abnehmende Schilddrüsenaktivität infolge Rückbildung. Auf das tägliche Gläschen braucht deshalb in späteren Jahren erst recht nicht verzichtet zu werden. Die Abnahme des Kalziumgehalts in den Knochen, die bei Osteoporose auftritt, kann auch Knorpelaufbau, Bänder und anderes Stützgewebe betreffen. Neben viel Bewegung, genügend Sonne, Vitamin D und Kalziumzufuhr (Milchprodukte) helfen kalziumreiche Weine. Man sollte also Sorten wählen, die auf kalkreichen Böden wachsen. Da für eine gute Kalziumversorgung gleichzeitig auch die Phosphoraufnahme hoch sein muss, ist auf das Vorhandensein beider Substanzen im Wein besonders zu achten.

Weinanwendungen auf einem Blick

Sie können Wein auf vier Arten für sich nutzen – indem Sie ihn trinken, mit ihm kochen bzw. backen oder ihn äußerlich anwenden. Folgende Aufzählung verschafft Ihnen einen Überblick:

▶ **Trinken** Zum Essen, zur Beruhigung, als Antistressmittel, für eine bessere Durchblutung, als Einschlafhilfe, zur Stärkung des Immunsystems, zur Förderung der Verdauung, gegen das schädliche LDL-Cholesterin, vorzeitiges Altern, Alzheimer, Harn- und Nierensteine, Depressionen, Arteriosklerose, Herzinfarkt, Angst, Appetitlosigkeit, Asthma, Infektionen, Osteoporose, Übergewicht, Stress und Krebserkrankungen

▶ **Kochen** Zur Verfeinerung von Saucen (z. B. Gulasch, Braten, Huhn in Weinsauce), für Desserts (Weinschaumcreme)

▶ **Backen** Zur Verfeinerung des Fruchtaromas, für den Kuchenguss, z. B. Aprikosenkuchen mit Weinguss oder Rotweinkuchen

▶ **Äußerlich** Für Umschläge, Dampfbäder, Einreibungen, zur Desinfektion, zur kosmetischen Hautpflege

Ein paar Faustregeln auf Ihr Wohl

▶ Weißweine, wie Riesling, sind anregend.

▶ Rotweine wirken eher beruhigend.

▶ Je jünger, bukettreicher, trockener oder süßer, desto kühler sollte der Wein konsumiert werden.

▶ Je fruchtiger, feiner, alkohol- und gerbsäurereicher, desto wärmer ist der Rebensaft zu empfehlen.

▶ Weißweine, Weißherbst und Rosé sollten Kellertemperatur, ca. 8 bis 12 °C, haben.

▶ Rotweine und Dessertweine dürfen Zimmertemperatur, ca. 12 bis 20 °C, erreichen.

▶ Gönnen Sie dem Wein nach dem Kauf Ruhe, indem Sie ihn liegend lagern. Rotwein etwa zwei Tage vor dem Genuss an die Temperatur des Zimmers gewöhnen und bis zu einem Tag (je schwerer, desto länger) vor dem Essen entkorken, damit sich das Bukett entfalten kann.

»Drei Schalen mische ich für die Mäßigen: eine für die Gesundheit, sie wird zuerst geleert, die zweite ist für die Liebe und für die Freude, die dritte für den Schlaf. Ist diese Schale ausgetrunken, dann gehen weise Gäste heim. Die vierte Schale ist nicht mehr für uns, sondern für die Hitzigkeit, die fünfte für Ungestüm, die sechste für trunkenes Lärmen, die siebte für ein blaues Auge, die achte für die Polizei, die neunte für üble Galle und die zehnte für Toben und Zerschlagen der Möbel.« Eubulos, Finanzbeamter unter Demosthenes, um 370 v. Chr.

Weinrezepte

Pfirsichsuppe (für 2 Personen)

Zutaten: 200 g Pfirsiche, in Scheiben, 1/4 l Wasser, 2 Gewürznelken, 1 Prise Zimt, 1/4 l Weißwein, Zucker, Croutons

Zubereitung: Die Pfirsiche im Wasser zusammen mit den Gewürznelken und dem Zimt garen, bis sie weich sind. Dann die Nelken wieder entnehmen. Die Flüssigkeit durch ein Sieb gießen und die Pfirsiche mit einem Kochlöffel passieren. Pfirsichpüree und Garflüssigkeit im Topf einige Minuten kochen lassen. Daraufhin den Wein hineinrühren. Den Zucker hinzugeben und bis vor den Siedepunkt erhitzen. Serviert wird die Suppe mit Croutons garniert auf vorgewärmten Tellern.

Tipp Nach Belieben kann noch 1 weitere Prise Zimt dekorativ über die angerichtete Suppe gegeben werden.

Betrunkene Wachteln (für 2 Personen)

Zutaten: 4 Wachteln, Salz, 15 g Schweineschmalz, 50 g durchwachsener Speck, 1/4 l trockener Weißwein, 9 cl Weinbrand, 1 Ei, 1/2 TL Zucker, 5 cl Milch

Zubereitung: Die Wachteln putzen, innen und außen salzen. Das Schweineschmalz in einem flachen, bauchigen Schmortopf bei mittlerer Temperatur erhitzen. Den Speck und die gewürzten Wachteln hinzugeben und die Wachteln rundum braun anbraten. Anschließend den Weißwein und den Weinbrand dazugießen. Denn Deckel leicht geöffnet auflegen und die Geflügelkreation bei mittlerer Hitze ca. 15 Minuten lang schmoren lassen, bis etwa die Hälfte der Flüssigkeit eingekocht ist. Jetzt die Wachteln aus dem Topf nehmen und warm stellen. Verschlagen Sie nun das Ei mit dem Zucker, geben Sie alles mit der Milch in den Schmorsaft, und schwenken Sie das Ganze zu einer sämigen Sauce. Danach legen Sie die Wachteln vorsichtig in die Sauce und servieren sie im Topf.

Tipp Als Beilage eignen sich für dieses Gericht Butter- oder Petersilienkartoffeln. In der entsprechenden Jahreszeit setzt grüner Spargel noch einen besonderen Akzent.

Wie kommt die Farbe in den Wein? Bei der Gärung von Wein entsteht Wärme. Diese Wärme löst bei der Rotweinerzeugung aus der Maische den roten Farbstoff der Beerenhäute. Im Gegensatz dazu wird bei der Erzeugung von Weißwein der reine Traubenmost ohne Beerenhäute vergoren. Keltert man rote Trauben wie Weiße, entsteht Rosé.

Kartoffeln in Weißwein (für 2 Personen)

Zutaten: 350 g Kartoffeln, 15 g Butter, 125 g frische Perlzwiebeln, 1/2 EL Mehl, 8 cl Gemüse- oder Fleischbrühe, 8 cl trockener Weißwein

Zubereitung: Die Kartoffeln schälen und in Scheiben schneiden. Die Butter in einem weiten Schmortopf bei mittlerer Hitze zerlassen und die Perlzwiebeln darin weich und goldgelb braten. Die Zwiebeln mit dem Mehl bestreuen und gleichmäßig umrühren. Die Brühe, den Wein und die Kartoffelscheiben dazugeben. Bei geschlossenem Deckel ca. 25 Minuten lang leise kochen lassen. Auf angewärmten Tellern anrichten und sofort heiß servieren!

Birnen in Rotwein (für 2 Personen)

Zutaten: 2 Tafelbirnen, 1/4 l Rotwein, 40 g Zucker, 2 Gewürznelken, 1/2 geschälte Zitrone, 1/2 geschälte Orange, 1 Prise Zimt

Zubereitung: Die geschälten Birnen und den Rotwein in einen hohen Topf geben und mit 1 Esslöffel Zucker bestreuen. Die Gewürznelken, Zitrusschalen und den Zimt hinzufügen. Bei niedriger Temperatur die Birnen so lange im offenen Topf garen, bis der Wein verdampft ist. Anschließend noch heiß servieren.

Sehr dekorativ ist es, wenn die Birnen noch ein Blatt und den Stil behalten. Durch den Rotwein nehmen sie eine kräftige Rotfärbung an.

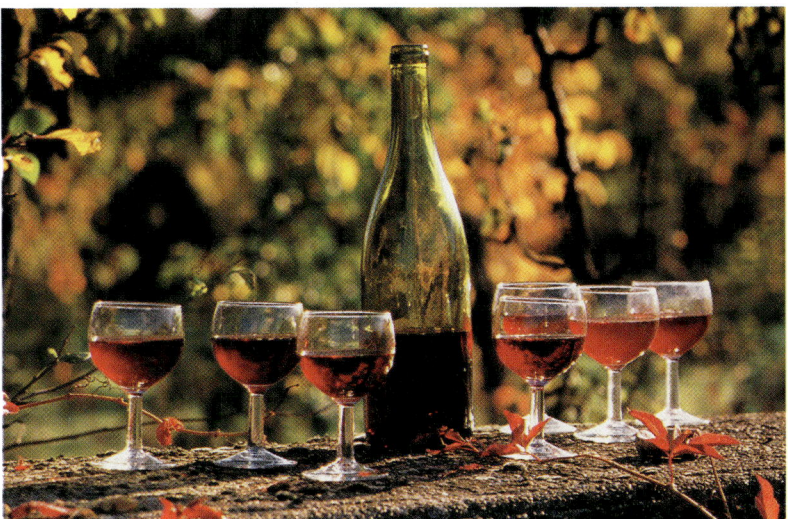

Wein ist nicht nur ein wohlschmeckendes und gesundes Getränk, sondern auch eine klassische Zutat für viele raffinierte Gerichte.

Der Wein und die Lust

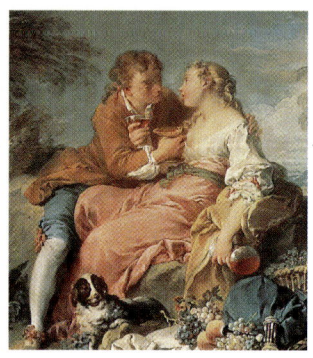

Wein spielt in der Liebe seit jeher eine wichtige Rolle.

Mäßiger Weingenuss kann erotisierend, stimulierend und stärkend wirken. Kerzenlicht, leise Musik und funkelnder Wein im Glas – wie ließe sich der Auftakt für einen Abend zu zweit, für das zärtliche oder leidenschaftliche Zusammensein zweier Liebender stil- und stimmungsvoller gestalten? Tausendfach sind Wein und Liebe besungen worden. Sogar mit durchaus praktischen Empfehlungen: »Der Wein muss alt und jung das Mädel sein!« Was Verliebte am Wein so schätzen, ist seine erotisierende und stimulierende Wirkung. Ein Schlückchen Wein – und schon pulst das Blut schneller. Verkrampfungen und Spannungen fallen ab. Der Mut steigt.

Wie Cäsar und Kleopatra

Seit dem Altertum gibt es spezielle Rezepte zur Steigerung der geschlechtlichen Lust. Schon Hippokrates setzte Wein als Aphrodisiakum ein – als luststeigernde Medizin. Die Ägypter haben ihre Weine mit Alraune, Bilsenkraut und einer blauen Seerose versetzt, um die Sinne anzuregen. Der »Wein der Kleopatra« war berühmt wegen seiner aphrodisierenden Wirkung. Er enthielt neben einigen Nachtschattengewächsen sogar Rohopium und galt als unwiderstehliches Mittel. Mit ihm hat die schöne ägyptische Kaiserin nicht nur den Römer Gajus Julius Cäsar auf ihr Lager gelockt.

»Denn der Wein erneuert die Kraft ermüdeter Männer.« Homer, griechischer Epiker (8. Jahrhundert v. Chr.)

Wein als Aphrodisiakum

Dabei ist es gar nicht erforderlich, den Wein zur Droge zu verfälschen, um eine erotisierende Wirkung zu erzielen. Jeglicher ganz normale Weingenuss regt das hormonale System an. Dadurch wird Wein in gewisser Weise zum Potenzmittel. Denn durch seinen Genuss werden die Sexualdrüsen angeregt, die Durchblutung gesteigert und die Angst genommen. Allerdings kommt es gerade in Bezug auf Libido und Potenz ganz besonders auf die Dosis an. Kleine Mengen regen an, mittlere Mengen können schon leicht enthemmen, aber die Funktionen noch optimal erhalten.

Ein Glas zu viel hemmt die Lust

Größere Mengen Wein bewirken allerdings das genaue Gegenteil des Erhofften: Sie drosseln die Hormonproduktion. Der beginnende Rauschzustand bedeutet Stress für den Körper. In dieser Phase bedarf es dann nur noch weniger Gläser, um die Erektionsfähigkeit stark zu stören. Das Blut wird im Körper aus der Region der Geschlechtsorgane in andere Bereiche umgelenkt. Der Mann bekommt z. B. einen roten Kopf statt einer stark durchbluteten Lendenregion. Ähnliches gilt für Frauen. Auch ihnen wird das Blut aus der Beckenregion entzogen und in andere Körperbereiche umgeleitet. Außerdem sinkt im männlichen Organismus der Testosteronspiegel. Durch den gleichzeitigen Anstieg des Hormons Prolaktin nimmt auch noch die Empfindlichkeit der Testosteronrezeptoren für das verbliebene Hormon Testosteron ab. Nur in Maßen genossen, werden die Stunden der Zweisamkeit also durch den Rebensaft verschönt, das Verlangen wird gesteigert und das Lusterlebnis intensiviert.

Kleine Anmerkung am Rande

Das darf man sich ruhig merken: Wenn ein Mann und eine Frau gemeinsam eine Flasche Wein leeren, haben sie die optimale Voraussetzung für ein paar prickelnde, erotische Stunden geschaffen. Frauen trinken im Allgemeinen etwas weniger, Männer etwas mehr. Dafür wirkt bei Frauen der Wein etwas rascher. Die Dosis dürfte deshalb in den meisten Fällen gerade richtig sein, um den Organismus bzw. die Sexualdrüsen anzuregen, die erotischen Sinne anzuheizen, die Duftdrüsen zu aktivieren, den Teint zu verschönern (bessere Durchblutung) und die Lust bei ihr und ihm ansteigen zu lassen. Genießen Sie zum Entrée doch ein Gläschen Champagner!

»Das soll am Wein belobet sein: Er trinkt am besten sich zu zwein.«
Emanuel Geibel, deutscher Schriftsteller (1815–1884)

Weinrezept für die Lust

Empfehlung Gerade beim Wein als Liebestrunk kommt es auf die richtige Auswahl an. Er muss beiden schmecken, im Glas funkeln und ein verführerisches Bukett haben. Feurige Weine von Lavaböden, spritzige junge Kreszenzen, samtige, schwere Weine aus alten Jahrgängen – die Auswahl ist eine Frage der Inspiration und des Gefühls.

Sauer macht zwar angeblich lustig, aber nicht gerade sinnlich. Rote Weine funkeln wunderschön im Glas, zu viel Tannin kann aber abschrecken und zu große Süße und Schwere müde machen.

Empfohlene Sorten Chianti, Müller-Thurgau, Chardonnay, Frühburgunder, Grüner Veltliner, Limberger (Blaufränkisch), Merlot, Sémillon, Muskateller und **Champagner** – mit diesen Gewächsen muss der Abend schön werden. Wenn nicht, liegt's nicht am edlen Tropfen!

Wer Wein trinkt, sieht besser aus

»Ich geb es zu, ein Kuß ist süß, doch süßer ist der Wein.«
Ludwig Hölty, deutscher Lyriker (1748–1776)

Schon in dem legendären höfischen Roman »Parzifal« des Minnesängers Wolfram von Eschenbach (um 1210) wird Wein als ein Schönheitstrunk gerühmt. Dampfbäder mit Wein wurden bis ins frühe Mittelalter hauptsächlich zur Desinfektion gebraucht, und zwar bei Erkältungen und Entzündungen. Auch die Wirkung auf das Aussehen wird von alters her geschätzt. Ein blühender Teint sei durch Weingenuss zu erzielen, heißt es in vielen Überlieferungen.

Zur kräftigen Durchblutung der Haut

Heutige Wissenschaftler bestätigen diese Wirkung, auch wenn sie sie etwas weniger blumig formulieren: Dass Wein die Haut verschönt, rühre daher, »dass die dadurch bewirkte Vasodilatation (Weitstellung der Gefäße) zu einer besseren Durchblutung führt. Die damit verbundene Stoffwechselerhöhung verbessert die Thermoregulation (den Wärmehaushalt) der Haut. Unreinheiten gehen zurück. Die Haut insgesamt wird widerstandsfähiger.«

Gegen Hautrunzeln

Um 1610 pries der deutsche Mediziner Dr. Michael Ettmüller den edlen Rebensaft als probates und praktisches Mittel zur kosmetischen Auffrischung des Teints. Derb, aber verständlich formuliert, ließ er die Damenwelt wissen: »Will die Haut anfangen runzlig zu werden, und die Schönheit beginnt zu welken, erhitze man eine Pfanne, spritze mit dem Mund Wein darauf und lasse den Dampf unter einem Tuche auf das Gesicht wirken.«

Der Teint wird klarer

Lokale Entzündungen (Akne, Pickel) können durch regelmäßigen Weinkonsum zurückgehen oder ganz verschwinden. Die adstringierende (zusammenziehende) Wirkung des Weins auf die Haut, die bakterientötende und wundheilende Wirkung lassen auch seine äußerliche Anwendung, die ein wenig in Vergessenheit geraten ist, wieder ratsam erscheinen. Die kleine Karaffe Wein im Bad, auf dem Frisier- oder Schminktisch ist ein echter Geheimtipp. Frischen Sie Ihren Teint ab und zu mit einem Spritzer auf.

**»Jugend ist Trunkenheit ohne Wein, doch trinkt sich das Alter zur Jugend, dann wird das Alter zur Tugend.«
Johann Wolfgang von Goethe (1749–1832)**

Auf Ihr Wohl! Wein ist auch Schönheitspflege – von innen wie von außen.

89

Weinrezept zur Schönheitspflege

Empfehlung Rotwein wirkt stärker zusammenziehend; Weißwein erfrischt mehr. Ideal ist: Von dem belebenden Weißwein, der zum Mittagessen getrunken wird, morgens einen Spritzer für die Gesichtswäsche zur Belebung der Haut abzweigen (für Männer empfohlen als Aftershave). Abends den letzten Schluck des Rotweins, der als Schlummertrunk genossen wurde, zur Gesichtspflege verwenden.

Empfohlene Sorten Spritzige, trockene Weißweine aus Deutschland und dem Elsass. Vor allem **Riesling**, **Müller-Thurgau** und **Silvaner**.

Bei den Rotweinen eignen sich ebenfalls die leichten Weinsorten am besten. Z. B. **Portugieser** aus Deutschland und Österreich, ein **Gamay** aus Frankreich oder der Schweiz sowie ein **Saint Laurent** aus Österreich, Frankreich oder Deutschland. Ein bisschen probieren geht natürlich auch hier über studieren. Sie werden dann bald herausfinden, welcher Tropfen Ihrer Haut besonders gut tut.

Verdünnt oder unverdünnt – der trockene Weiße ist anregend für Herz und Kreislauf. Und das nicht nur bei der wohlschmeckenden Einnahme des Medikaments. Auch äußerlich verleiht das Prickeln Frische.

Gesichtswasser und Fußbad

Täglich ein Glas Wein zu den Mahlzeiten ist Hautpflege von innen. Daneben mit einem weingetränkten Wattebausch sanft kreisend die Gesichtshaut abreiben. Dies empfiehlt sich vor allem morgens und am Abend (zweimal pro Woche anstelle einer Nachtcreme). Damit werden die Poren gereinigt und desinfiziert. Die Haut zieht sich zusammen und wird straffer. Ein mit Weinschorle gewaschenes Gesicht wird deutlich erfrischt. Bei Abgeschlagenheit hilft auch eine Waschung des ganzen Körpers mit Weinschorle wahre Wunder.

Wem der edle Tropfen nicht zu schade ist, der sollte damit – wenigstens als genießerische Ausnahme – einmal seine Füße verwöhnen. Nach einem lauwarmen Fußbad eine Schüssel mit drei Teilen kühlem Mineralwasser und einem Teil Wein füllen. Füße darin fünf bis zehn Minuten lang baden. Grundsätzlich sollten bei der äußerlichen Anwendung trockene Weine den Vorzug vor lieblichen Weinen erhalten.

Merke: Je süßer der Rebensaft, desto zuckriger und klebriger fühlt er sich auf der Haut an.

Wein und Wechseljahre

Wenn die Östrogenproduktion in den Eierstöcken nachlässt, beginnen die Wechseljahre. Im Körper einer Frau werden viele Änderungen ausgelöst, die unangenehm sein können: Hitzewallungen, Schweißausbrüche, Depressionen, Schlaflosigkeit, Herzklopfen und Blasenentzündungen infolge austrocknender Schleimhäute.

Wein hilft, den Östrogenspiegel zu stabilisieren

Da trifft es sich sehr gut, dass innerhalb des Hormonstoffwechsels der Frauen ein Teil der reichlich vorhandenen Androgene (männliche Geschlechtshormone) permanent in Östrogene umgewandelt werden. Den Vorgang nennen die Chemiker Aromatisation. Diese Hormonumwandlung sorgt dafür, dass die Östrogenproduktion nicht schon während des Klimakteriums und auch nicht völlig in der Menopause (also nach der endgültig letzten Regel) aufhört. Der Einfluss von Wein verstärkt diese Aromatisation. So bleibt trotz Wechseljahren und Menopause ein gewisser Östrogenspiegel erhalten. Das ist ein wichtiger Schutzfaktor gegen drohende Herz-Kreislauf-Erkrankungen.

Die gefürchteten Stimmungsschwankungen, Depressionen, Alterung der Haut und plötzliche Gewichtszunahme können während der Wechseljahre abgemildert werden, wenn regelmäßig ein Glas Wein zu den Mahlzeiten getrunken wird.

Weinrezept für die Wechseljahre

Empfehlung Wenn ansonsten keine gesundheitlichen Probleme vorhanden sind und nur der Östrogenspiegel stabilisiert werden soll, braucht frau sich keinen Zwang anzutun. Sie kann alle Weine dieser Welt genießen – alle können ihr die Jahre des hormonellen Umbruchs erleichtern. Wichtig ist die Dosis, die im Prinzip – Ausnahmen gehören zur Regel – eingehalten werden sollte: maximal 0,3 Liter pro Tag.

Empfohlene Sorten Abwechslung macht Appetit. Genießen Sie den Wein als echten Freund, mal spritzige **Rieslinge,** mal samtige **Burgunder. Bordeaux**weine am Abend fördern den Schlaf.

Ein Glas **Sekt** oder **Champagner** zum zweiten Frühstück oder zwischendurch regt die Sinne an. Erlaubt ist, was gefällt und was vertragen wird.

Trinktemperaturen: Champagner und süße Weißweine schmecken bei 6 bis 8 °C, gehaltvolle, liebliche oder spritzige Weiße bei 8 bis 10 °C, vollmundige Weiße bei 10 bis 12 °C, Sherry bei 14 °C und Rosé bei 10 bis 12 °C.

Energie- und Nährwerte im Wein

Weißwein	Trocken	Halb-trocken	Lieblich	Auslese	Feder-weißer
Energie	68 kcal/ 264 kJ	70 kcal/ 293 kJ	72 kcal/ 301 kJ	90 kcal/ 376 kJ	78 kcal/ 326 kJ
Protein	0,1 g	0,1 g	0,1 g	0,1 g	0,1 g
Kohlenhydrate	0,5 g	2,0 g	3,0 g	5,5 g	2,6 g
Mono-/ Disaccharide	0,5 g	2,0 g	3,0 g	5,5 g	2,6 g
Wasser	88,5 g	87,0 g	86,5 g	83,5 g	93,2 g
Alkohol	9,5 g	8,5 g	8,0 g	9,5 g	4 g
Mineralstoffe und Spurenelemente gesamt	0,3 g	0,3 g	0,3 g	0,3 g	0,2 g
Natrium	3 mg	3 mg	2 mg	5 mg	3 mg
Kalium	80 mg	88 mg	82 mg	88 mg	100 mg
Kalzium	9 mg	10 mg	9 mg	14 mg	10 mg
Magnesium	9 mg	9 mg	10 mg	9 mg	8 mg
Phosphat	15 mg	8 mg	15 mg	8 mg	10 mg
Eisen	0,6 mg	0,6 mg	0,6 mg	0,6 mg	0,4 mg
Zink	Sp	Sp	Sp	Sp	Sp
Kupfer	Sp	Sp	Sp	Sp	Sp
Selen	Sp	Sp	Sp	Sp	Sp
Vitamine Thiamin	Sp	Sp	Sp	Sp	0,01 mg
Riboflavin	0,01 mg	0,01 mg	0,01 mg	0,01 mg	0,01 mg
Vitamin B6	0,02 mg	0,01 mg	0,01 mg	0,01 mg	0,01 mg
Folsäure	Sp	Sp	Sp	Sp	Sp
Vitamin C	0,05 mg	0,05 mg	0,03 mg	0,05 mg	1 mg

Energie- und Nährwerte im Wein

Rotwein	Roséwein	Leichter Rotwein	Schwerer Rotwein
Energie	71 kcal/ 294 kJ	65 kcal/ 272 kJ	78 kcal/ 326 kJ
Protein	0,1 g	0,2 g	0,2 g
Kohlenhydrate	2,5 g	0,3 g	0,3 g
Mono-/ Disaccharide	2,5 g	0,3 g	0,3 g
Wasser	87,0 g	89,0 g	87,0 g
Alkohol	8,7 g	10,0 g	12,0 g
Mineralstoffe und Spurenelemente gesamt	0,3 g	0,3 g	0,3 g
Natrium	4 mg	3 mg	4 mg
Kalium	75 mg	100 mg	90 mg
Kalzium	12 mg	7 mg	8 mg
Magnesium	7 mg	8 mg	8 mg
Phosphat	6 mg	10 mg	28 mg
Eisen	0,9 mg	0,9 mg	0,7 mg
Zink	Sp	0,1 mg	0,1 mg
Kupfer	Sp	0,1 mg	0,1 mg
Vitamine Thiamin	Sp	Sp	Sp
Riboflavin	0,01 mg	0,01 mg	0,01 mg
Niazinäquivalente	0,1 mg	0,1 mg	0,1 mg
Vitamin B6	0,02 mg	0,02 mg	0,02 mg
Folsäure	Sp	Sp	Sp
Vitamin C	1 mg	2 mg	2 mg

Trinktemperaturen: Gerbstoffarme und gediegene Rote schmecken bei 10 bis 12 °C, große, gehaltvolle, kräftige Rote bei 14 °C, vollmundige Rote bei 14 bis 16 °C und vollmundige rote Bordeaux und alte Madeiras, Port und Sherry bei 15 bis 16 °C.

(Zusammensetzung pro 100 Gramm Anteil Wein; Sp = Spuren)

Quelle: Beate und Helmut Heseker, »Nährstoffe in Lebensmitteln«

Zum krönenden Abschluss

Champagnersorbet (für 6 Personen)

Zutaten: 6 Stück Würfelzucker, 6 ungespritzte Zitronen, 1 gut gekühlte Flasche Champagner, 1/4 l Zuckersirup, Minzeblättchen

Zubereitung: Die Zuckerstücke an den Zitronen reiben, damit sie deren Aroma annehmen. Die Zitronen auspressen, den Saft in eine Schüssel gießen und den Würfelzucker darin auflösen. Den Champagner dazugießen und mit dem Zuckersirup süßen. Diese Mischung für etwa 30 Minuten ins Gefrierfach des Kühlschranks stellen, danach die Eiskristalle gut umrühren. Diese Prozedur nach jeweils 1 Stunde noch insgesamt 3-mal wiederholen. Dann das Eis in eine Schüssel geben und mit einer Gabel so lange umrühren, bis es eine gleichmäßig körnige Konsistenz hat. Das Champagnersorbet in gut gekühlte Dessertgläser füllen und vor dem Servieren mit frisch gezupften Minzeblättchen garnieren.

Variation Statt Champagner kann auch jeder andere Sekt oder Wein für ein Sorbet verwendet werden.

Beim Wasserbad sollte man immer darauf achten, dass das Gefäß höchstens bis zur unteren Hälfte im Wasser steht.

Kalte Zabaione (für 6 Personen)

Zutaten: 6 Eigelbe, 180 g Zucker, 20 cl Marsala, abgeriebene Schale von 1/2 ungespritzten Zitrone, 1 Prise Zimt, 1 Vanilleschote, 1 Becher Schlagsahne, 6 Erdbeeren oder Kirschen

Zubereitung: Die Eigelbe mit dem Zucker, dem Marsala, der Zitronenschale, dem Zimt und dem Inneren der Vanilleschote in ein feuerfestes Gefäß geben und dieses ins Wasserbad stellen. Die Zutaten bei mittlerer Hitze mit dem Handrührgerät so lange schlagen, bis eine cremige, dickflüssige Masse entstanden ist. Das Gefäß aus dem Wasserbad nehmen, die Masse abkühlen lassen und etwa 1/3 der steif geschlagenen Sahne darunter heben. Die Zabaione in Dessertgläser füllen und jede Portion mit etwas steif geschlagener Sahne und wahlweise mit 1 Erdbeere oder Kirsche garnieren.

Tipp Statt der Vanilleschote kann auch Vanillezucker oder Vanilleextrakt verwendet werden.

Über den Autor

Hans Wagner hat Landwirtschaft studiert und ist heute Journalist. Seit 20 Jahren beschäftigt er sich mit der Wiederentdeckung von traditionellem medizinischem Wissen und bewährten Hausmitteln. Er ist Autor zahlreicher Beiträge in Zeitschriften und Fachblättern mit den Schwerpunkten Natur- und alternative Medizin, Ernährung sowie Verbesserung der Lebensqualität.

Weitere Informationen

Forum Wein und Gesundheit e.V., Am Forsthaus 2, 55785 Langweiler, Tel.: 0 67 86/98 74 74, Fax: 0 67 86/98 74 76

Literatur

Ambrosi, Hans: Weinlexikon – Wissenswertes über die Weine der Welt. Falken Verlag. Niedernhausen/Ts. 1996
Feldkamp, Herbert: Wein hausgemacht. Südwest Verlag. München 1997
Jones, Frank: Mit Rotwein gegen Herzinfarkt. vgs Verlagsgesellschaft. Köln 1996
Jung, Klaus: Wein – Genuss und Gesundheit. Woschek Verlag. Mainz 1996
Worm, Nicolai: Täglich Wein – gesünder leben mit Wein und mediterraner Ernährung. Hallwag Verlag. Bern 1996

Hinweis

Das vorliegende Buch ist sorgfältig erarbeitet worden. Dennoch erfolgen alle Angaben ohne Gewähr. Weder Autor noch Verlag können für eventuelle Nachteile oder Schäden, die aus den im Buch gemachten praktischen Hinweisen resultieren, eine Haftung übernehmen.

Bildnachweis

AKG, Berlin: 8, 23, 37, 55, 86; Albrecht, Dirk, Meinerzhagen: 58, 60, 77; Bilderberg, Hamburg: 29 (M. Horacek); Kargl, Christian, München: Titelfond und Einklinker; Kerth, Ulrich, München: 20, 24, 33, 38, 44, 48, U4; Tony Stone, München: 1 (J. Higginson), 6 (J. Alexander), 13 (S. May), 51 (R. Weller), 80 (G. Ford), 85 (S. Rothfeld), 89 (J. Darell)

Impressum

© 1998 W. Ludwig Buchverlag in der Südwest Verlag GmbH & Co. KG, München Alle Rechte vorbehalten. Nachdruck – auch auszugsweise – nur mit Genehmigung des Verlags.

Redaktion:
Marion Reichhelm, Claus Semerak

Projektleitung:
Nicola von Otto

Redaktionsleitung:
Dr. med. Christiane Lentz

Bildredaktion:
Beate Wagner

Produktion:
Manfred Metzger

Umschlag:
Till Eiden

Layout:
Wolfgang Lehner

DTP/Satz:
Arthur Lenner, München

Druck:
Weber Offset, München

Bindung:
R. Oldenbourg, München

Printed in Germany

Gedruckt auf chlor- und säurearmem Papier

ISBN 3-7787-3635-3

Register